Sofia Natella

La disposizione degli organi interni

Aliberti Freestyle

Per l'immagine di copertina l'editore rimane a disposizione degli eventuali aventi diritto.

© 2011 Aliberti editore
Tutti i diritti riservati

Sede legale:
Via dei Cappuccini, 27 – 00187 Roma
Tel. 06 45596979

Sede operativa:
Via Meuccio Ruini, 74 – 42124 Reggio Emilia
Tel. 0522 272494
Fax 0522 272250 – Ufficio Stampa 329 4293200

Aliberti sul web:
www.alibertieditore.it
blog.alibertieditore.it

info@alibertieditore.it

*Diventiamo felici all'incirca nell'istante
in cui decidiamo di esserlo.*

*A Te, che mi hai tenuto per mano
disegnando la felicità.
Al padre e alla madre che hanno creato
la vita dal loro amore.
Agli errori madornali,
ai tagli e agli sbagli e alle sconfitte.
Ai piccoli dolori che ho convertito in piacere.*

Prologo

Avere un orgasmo vuol dire A come Amnesie transitorie. C come Crisi da sovraccarico sensoriale. G come Globuli rossi che vengono a truccarmi le guance abbandonando il cervello. P come Perdita di coscienza. R come Respiri rapidi. S come Spasmi simpatici.

Allargo le gambe e tu ti ci tuffi in mezzo come un delfino, un principe scelto tra la plebe e acclamato dalla rivoluzione. Lo specchio vicino al letto decapita la mia immagine. Sono solo la mia bocca spalancata, una parte per il tutto. Siamo corpi in sommossa, siamo una rivolta di istinti carnali, siamo cavalieri osceni che combattono tra le lenzuola.

Avere un orgasmo succede mediamente dopo 21 minuti di preliminari e 16 di coito.

È il tuo cazzo che voglio, è il piacere ubriaco che voglio. È una freccia che mi si conficca nel petto, una spada che uccide, si spoglia del suo acciaio e rinasce fiore.

Avere un orgasmo intenso vuol dire dalle 12 alle 16 contrazioni del perineo a intervalli di 0,8 secondi.

Sono la polena nuda di una nave che balla con la tempesta.

I capelli si muovono nell'aria come briglie sciolte, fotografati, sospesi tra gemiti e sussurri scandalosi. Sono una bandiera di indipendenza, sono una scia di libertà a cui ti aggrappi, tendendo la mia schiena come un arco, mentre mi scopi con le mani impastate nella mia anima, lasciando che i miei nervi si carichino di piacere prima di esplodere, prima di gridare vendetta e restituirti il mio amore.

Avere un orgasmo dura mediamente 3 secondi.

Tre secondi che rovinano il momento più bello della mia vita come una macchia di fango su un abito da sposa.

I
Diagnosi

Stare a gambe aperte è come rivelare un segreto. Uno di quelli così intimi che ci si vergogna a confessare persino a se stessi ma che si finisce col dire a troppe persone.

Un segreto tramandato da generazioni, mentre le madri nutrono i cuccioli addormentati dalle loro mammelle, un segreto scivolato dalle caverne alle cucine servili in cui si svuotano le pance dei pesci, dove i servi trovano oro affamando gli squali. Un segreto spinto ai piani alti dei palazzi, sotto i divani, nelle tazze di caffè, troppe tazze di caffè troppo caldo, nel fumo opaco di una sigaretta. Un segreto da ambulatorio, tra gli sguardi di chi si osserva e sa di soffrire la stessa malattia. Un segreto che custodisco come una reliquia dimenticata, chiedendo ai passanti se sanno dove sia finita.

***

Le sale d'aspetto sono tutte uguali. Tutte con le loro quattro pareti dai colori clinici, tenui per calmare le ansie dei pazienti. Sono legnosi, paralizzati, con le gambe serrate in linee rette, già rigide per precauzione, come se tutta la vita non fosse altro che aspettare di morire. Nel silenzio farfugliano confessioni sommesse e frasi di circostanza, che tutti sommessamente ascoltano con l'orecchio teso e gli occhi che ostentano indifferenza, incollati all'orologio. Tic. Tac. Ipocondriaci. Tic. Tac. Guariti immaginari. Tic. Per favore mi dia qualcosa. Tac. Di forte.

La ragazza che ho di fronte mi fissa con lo sguardo vitreo, come una bambola di porcellana. Accenno un sorriso e lei rimane immobile con gli occhi distrattamente aperti e lo sguardo sottovuoto, risucchiato dai pensieri. Tic. La mia gamba dondola più veloce del tempo. E quella crepa sul soffitto prima o poi si squarcerà come una ferita. Tac.

Una porta in fondo alla sala si apre e la dottoressa esce dal suo studio. Chiama il mio nome, mi invita a entrare.

Senza preliminari mi dice di togliermi le mutandine e sdraiarmi sul lettino. «Più in avanti» mi dice, per esporre la mia anatomia al suo esame. Alle luci al neon che additano impietose ogni imperfezione della mia pelle. Ai suoi occhi del mestiere.

Non riesco neanche a guardarla in faccia mentre si avvicina alla mia vagina. Nuda. Immobile. Vuota. Allarga la mia vulva con mani da ladra.

Ti prego trova tessuti impastati, trova membrane asfissianti, trova nuclei corrotti, ti prego.

Poi infila un dito dentro di me e appoggia una mano sulla mia pancia alla ricerca di *eventuali anomalie*.

Controlla, ti prego, possibili malformazioni.

E scandaglia la mia vagina.

Trova una sporgenza, trova una depressione, trova la protuberanza del mio male da estirpare con chirurgia spicciola. Ti prego.

Sollevo appena la testa, come se potessi assicurarmi che la dottoressa mi stia esaminando con la dovuta scrupolosità, come se in fondo potessi penetrare l'opacità della pelle, ma vedo solo la sua capigliatura che spunta tra le mie gambe, come se la mia vagina avesse una gigantesca criniera di ricci.

«Si stenda e si rilassi, adesso diamo un'occhiata al collo dell'utero» dice. Ho sempre detestato il pluralia majestatis, mi fa sentire esclusa. Chiudo gli occhi, cercando di diventare «noi» e partecipare alla visualizzazione del mio corpo dall'interno, quando la punta dello speculum sterilizzato mi entra dentro. È talmente freddo – sono talmente fredda – che quasi non lo sento, avverto solo un piccolo strappo di molle tese quando lo allarga. Chissà, se fosse un uomo mi ecciterei anche, sentirei qualcosa, forse. Non sono mai andata da un ginecologo uomo. Magari potrebbe piacermi. Sentirmi esposta a bramosie professionali, correre il rischio di lasciarmi fare.

Lo speculum si allarga ancora, tira, buca, aprendo un canale più ampio in cui risale un reflusso, che passa dallo stomaco e arriva alla bocca schiumando.

«Io non riesco ad avere un orgasmo».
Un orgasmo vaginale, da dentro, senza aiutarmi con le mani. Mai.
«Io non riesco più ad avere neanche un orgasmo».
Un orgasmo clitorideo, da fuori, aiutandomi con le mani. Neanche. Non più.
Prima bastava una lingua tesa a leccarmi il clitoride. Bastava un dito lubrificato con la saliva. Bastava perfino un soffio bagnato sulla pelle elettrica. E l'orgasmo arrivava. Arrivava anche quando Lui mi era dentro, se lo aiutavamo a nascere tirandolo da fuori. Ma quell'orgasmo così esterno, così terribilmente superficiale, da solo non mi basta per il nostro amore profondo. Non è abbastanza. Allora l'ho scacciato, insultato, avvilito e adesso anche lui se n'è andato, lasciandomi sola con un godere embrionale che non riesco a coltivare. Che non dà frutti e rimane rannicchiato nella carne come un piccolo calore radioattivo che alla fine si deposita, finge di spegnersi ma continua a bruciare, diffondendosi nel mio corpo, e dal mio corpo al suo. Nocivo. Tossico. Cancerogeno.
«Io voglio solo avere un orgasmo normale. Da donna».
Un orgasmo che continui e si ripeta come un circuito eterno di nervi e sangue, un circuito perso nel tempo, un'estasi dal misticismo meccanico. Un orgasmo puntuale come il sole, come un ciclo lunare, come una campana che rintocca le ore a tranci.
La dottoressa alza la testa e dice solo: «Mi dispiace». Poi sfila lo speculum e lo appoggia mollemente nella vaschetta degli strumenti da sterilizzare. Qualche goccia d'acqua cade per terra. E io

rimango così, con le gambe aperte sotto le luci al neon e i calzini arrotolati sulle caviglie.

Sento. D come Delusione. D come Deglutire lacrime spingendole sul fondo del cranio. D come Domanda.

«È sicura che non ci sia niente che non vada?» Nulla di insolito da annotare nel referto, nulla che fisicamente inibisca ed effettivamente provochi questa anorgasmia?

«No» risponde. Neanche le altre Dottoresse che mi hanno visitata – cinque nell'ultimo mese – lo hanno trovato. Speravo solo lei che fosse più brava, più accorta. Più sensibile.

«Allora mi dica come devo fare, mi spieghi perché io non riesco a venire» ma non mi risponde. È giovane, non deve avere molti anni più di me, ma sembra che la vita l'abbia incattivita con secoli di martellate e roghi. Poi sorride, compiaciuta come una maestra arcigna che sta per sottolineare con la sua penna rossa ogni errore e dice: «Dovrebbe essere lei a saperlo».

Osservo le sue mani screpolate e spaccate in geografie sottocutanee mentre prende un blocco di carta su cui scrive.

A guardarla così, con la riga in mezzo e i capelli crespi e informi, sembra un'enorme vulva pelosa. Una minacciosa Gorgone di peli pubici, dal cuore di pietra.

Poi strappa il foglio dal blocco, lo piega passandoci un dito. E dice: «Lo chiami, la aiuterà» sputacchiando gocce di saliva sulla scrivania e sulla mia faccia.

Mi chiedo quand'è stata l'ultima volta che lei ha

avuto un orgasmo. Mi chiedo come sia possibile che questa donna abbia ancora dell'umido in corpo. Ma dico grazie.

Sul foglietto c'è un numero di telefono con il prefisso della mia città.

***

Traffico, motori accesi, pensieri confusi. Poi la voce squillante di Eva mi riporta alla realtà: «Ehi, ma mi stai ascoltano?»

Sono in un bar demodé, il tipo di bar in cui si va solo perché è comodo, seduta nei tavolini fuori anche se fa ancora freddo «così almeno possiamo fumare» e devono essere circa le 18.30, orario in cui i mandrilli escono dagli uffici per andare a caccia di cibo e altre carnalità. «Sì, scusami. Dicevi?»

Mentre lei continua a raccontarmi del suo vicino di casa che le fa gli appostamenti la mattina per prendere l'ascensore insieme, sperando che la vicinanza forzata tra i loro aliti si trasformi in un vento di passioni, io continuo a pensare alla dottoressa. A Lui, al bigliettino, a quanto mi scappi la pipì ogni volta che vado dalla ginecologa, e più guardo in faccia Eva che macina parole sminuzzandole velocemente tra i denti, cercando di sembrare attenta, più mi accorgo quanto riesca a muovere velocemente le labbra, immaginando chiaramente il perché della sua fama nel vicinato, da quando eravamo solo ragazzine che indossavano reggiseni senza ferretto. Introversa e taciturna io, ninfetta estroversa lei. Fa qualche pausa nel suo racconto solo per prendere un sorso di aperitivo, che ingoia come se fosse in apnea. Poi riattacca a parlare. Mi racconta di un tipo che ha conosciuto mentre aspettava di prelevare al bancomat, una sera. Dice che a un certo punto ha pensato che la volesse rapinare, poi stuprare, salvo accorgersi che il poveraccio voleva solo ripararsi dalla pioggia, visto che non aveva l'ombrello. Eva, che è una ragazza gentile, gli ha offerto un passaggio sotto il suo, finché non avessero trovato qualche venditore ambulante. Peccato che quella sera di ambulanti non ce ne fosse neanche mezzo, visto che pioveva anche per loro, e che il primo luogo riparato sul loro tragitto fosse casa di lei. Dice che l'hanno fatto in quella che fino a qualche settimana fa era la mia camera, e che a dirla tutta si è sentita un po' in colpa.

«Ma figurati! Ormai non ci abito più, no? È tutta tua e puoi farci quello che vuoi, anche le orge».

«Scusa, hai detto proprio *orge*? Per caso mi devi dire qualcosa?»

«No, assolutamente, tutto nella norma».

Sorrido calma, ostentando una pacatezza che in quel momento non mi appartiene e continuo a gingillarmi con l'anello di ametista che era di mia madre. Mi è sempre piaciuto, fin da quando ero bambina e le chiedevo di metterlo anche se era infinitamente grande per le mie dita. Non credo di essere cambiata molto da allora: sono solo diventata più alta e le mie forme si sono definite, disegnando anse e curve sotto i vestiti. Ma ho sempre la frangetta, il mio piatto preferito è sempre il gelato e quando mi annoio leggo il dizionario, da brava figlia di insegnanti.

Un cameriere da poco maggiorenne si avvicina al tavolo, e chiede balbettando se può portarci qualche stuzzichino. Eva gli sorride felina, sussurrando un «certo» lascivo, ma non capisco se stia scherzando o meno. Per un attimo mi sembra che stia immaginando una ciotolina di vetro con dentro tanti piccoli uomini da sgranocchiare, succhiare, divorare uno dopo l'altro. Poi le squilla il telefono. E mentre la sento raccontare per la seconda volta la storia del bancomat, inizio a rollare tra le dita una sigaretta di tabacco alla vaniglia – me lo ha portato Lui da uno dei suoi viaggi solitari – come se fosse una forma di meditazione. E penso che in realtà l'unica vera differenza tra me e Eva, a parte il fatto che lei è una bionda galattica e io sono castano topo, che lei veste firmato e io al mercato, che io studiavo e che lei copiava i miei compiti in classe, sia che lei sbandiera e infiocchetta ciò che io non confesso a nessuno. Siamo esattamente i due opposti che compongono la media. Forme differenti che condividono la stessa matrice.

Vedo le sue dita smaltate afferrare delicatamente una patatina, arrivare alla bocca, prendere una sigaretta e poi l'accendino.

«Secondo me dovresti divertiti un po' di più. Non me la racconti giusta, tu. E sei troppo stressata in questo periodo. Ti farà venire le rughe precoci, sai?»

Poi, come se quella frase non l'avesse nemmeno detta lei, ricomincia a parlare, ricordando quanto si fosse sentita in colpa quella volta che aveva dimenticato un preservativo usato sul mio comodino.

Semmai, dovrebbe sentirsi in colpa per il ruolo che inconsapevolmente ha assunto in questo furto dell'orgasmo perpetrato da non si sa cosa ai danni del mio corpo, della mia felice storia d'amore. È stata lei ad accendere quella miccia che già mi correva sotto pelle, quando una sera mi raccontava di un orgasmo vaginale pazzesco, anzi, di più orgasmi pazzeschi di fila. «Sublimi, davvero». La mia faccia doveva essere così sbigottita che mi ha detto: «Non dirmi che non ne hai mai provato uno!» No, non gliel'ho detto, sono restata zitta e basta, perché pensavo che quella delle donne vaginali e multiorgasmiche fosse solo una mitologia da rivista, una voce messa in giro da chissà chi. Una leggenda a cui non avevo mai creduto, una F come Frottola. Invece era vera. E mi sono chiesta: «Perché io no?»

«Invece, tu come stai? Hai finito il trasloco?»

***

La mia casa va disinfestata, sterilizzata, profumata, farcita con una nuova vita, da disporre in uno showroom ragionato della mia personalità. Il pavimento è una catena montuosa di scatoloni aperti, con le lingue di nastro adesivo strappate che penzolano dai bordi. Ogni volta che la guardo in mezzo alla polvere, vedo solo che un giorno sarà bellissima, un posto fuori dal mondo. Dalle finestre si vedono i tetti delle altre case che abbracciano i cortili e di notte le luci delle gru in lontananza, accese anche quando sono inutili.

Mi affaccio alla finestra, l'aria fresca che mi accoglie nel mio regno di trenta metri quadri, e mi rende la regina delle tegole, la regina dei comignoli spenti che saluta in vestaglia.

Quelle che spuntano da uno scatolone sono le

orecchie del mio coniglio di peluche. Me l'avevano regalato i miei genitori una volta che mi sono ammalata ed eravamo in montagna. Non so perché ma i conigli mi sono sempre piaciuti. Animali che fottono, i conigli. Bestie fanatiche, che si consacrano al proseguimento della specie con frenetici getti di sperma. Una setta di fornicatori pelosi, i miei animali preferiti. Non ci avevo mai pensato.

Appoggio il batuffolo di lussuria sul comodino e mi metto a riordinare un altro pacco di cianfrusaglie e reperti della mia-vita-finora. Un vecchio quaderno con l'elastico sciolto. Un piccolo pianeta di calamite ammassate. Un fiore sintetico con i petali sporchi.

C'è una foto scattata a Londra: sono io, con un uomo che ho dimenticato, sono io in uno dei pochi momenti felici che ricordo con lui. Mi incoraggiava ad andare con altri uomini per sciacquarsi la coscienza delle sue infedeltà. Una volta l'ho fatto. Erano tre, mi avevano invitata a una festa che in realtà non c'era e uno ha cercato di infilarmi dentro una bottiglia di vino con la plastica che racchiude il tappo ancora attaccata al collo di vetro. Stava per farmi male ma ho cercato di essere gentile nel dirgli di smetterla, visto che non gli si rizzava, come agli altri due. Non sono riuscita a venire neanche con tre cazzi, tre lingue e trenta dita a disposizione. Nessuno di loro mi amava, nessuno come Lui.

Pausa. Silenzio. Sorriso ebete.

Quanto sarebbe bello poterlo sentire vicino, poterlo incollare in tutte le mie foto con quei suoi occhi troppo grandi, poter evocare la sua voce, il suo corpo magro e caldo di notte.

Quanto mi piacerebbe poter godere di nuovo e ridere all'improvviso, svegliandomi di soprassalto.

Seduta sul materasso molle, tiro fuori dalla borsa il biglietto che mi ha dato la dottoressa, spiegazzato e ridotto a una pallina, quasi avessi cercato di dimenticarlo. Lo guardo per non so quanto, pensando nebbie di «se» e «ma», elaborando ipotesi variopinte di speranze e paure in cui quel numero appartiene a una setta pansessuale, a un gigolo, a una casa di cura psichiatrica con sartoria interna per camicie di forza artigianali, a uno strizza-cervelli dal cuore tenero.

Compongo il numero schiacciando i tasti del telefono, come per far uscire le pasticche da un blister. Risponde un uomo. Ascolta in silenzio mentre parlo e spiego, e alla fine dice solo «Vieni lunedì». Con voce pesante e scandita detta l'indirizzo in antiche lettere di piombo imbevute di inchiostro che imparo a memoria, calcolando il percorso, attendendo l'ora.

***

Stando all'orario attuale, appiccicata sulle pareti grigio mediocre dell'ufficio, mancano 14 ore alla fine della settimana lavorativa. Inizia sempre con uno straziante trascinarsi del tempo che impercettibilmente porta avanti le lancette. M come Maratona tra il computer, la macchinetta del caffè, la toilette, l'angolo delle scale in cui mi nascondo a fumare. C come Catena di montaggio, R come Riunioni, Relazioni, Risme di carta. Piano piano passa. Arrivo a un altro weekend, a un altro punto ristoro, in cui finalmente mi sembra di poter essere me stessa, di tornare a casa, nel mio corpo, tra le sue braccia. Di tanto in tanto apro il portafogli per guardare nostalgicamente la sua foto, incoraggiandomi ad andare avanti, come se invece di essere seduta alla scrivania fossi in una trincea di colletti bianchi. O azzurri. O più semplicemente banali.

Oggi, poi, è il giorno più faticoso. Giovedì mattina, quando la fine della settimana è così vicina da poterne sentire l'odore e prendersi un giorno di malattia senza suscitare sospetti è così tremendamente difficile. Anche la sedia sembra pungermi dicendo «Ma tu che ci fai, qui?» Io la zittisco, dicendo che di arte non si vive e che l'affitto ora è più alto, che vivo da sola, che sono già fortunata ad avere un lavoro, e continuo a farlo.

Scrivo lettere, faccio qualche conto. Come alle elementari, solo che è più noioso e le maestre hanno la cravatta. L'unico vero elemento di distrazione dalla noia sono quelle che io chiamo «le ornitologhe», colleghe che di uccelli se ne intendono eccome, a giudicare dal rapporto tra il loro QI e la loro posizione in azienda. Cercare di ricordare il nome di ognuna è praticamente impossibile, perché sono sempre insieme. Vengono da fuori città, tutte e tre sullo stesso treno, leccate nei loro tailleur misto acrilico e nelle labbra al botox, sputacchiando cattiverie di soppiatto. Poi vengono in ufficio e prelevano altro materiale su cui spettegolare al ritorno. Al momento sono alla macchinetta del caffè, riesco a vederle riflesse nella grande finestra che dà sul cortile, fingendo di guardare fuori mentre sorseggio il mio bicchierino di tè al limone. Una di loro è appoggiata con il fianco alla macchinetta, un'altra allunga un braccio per assumere la tipica posa da vamp, e ci manca poco che tenga anche il polso molle. I suoi braccialetti scendono lungo la manica, tamponandosi l'uno con l'altro. L'altra bisbiglia qualcosa, giocherellando con la scarpa dalla punta aguzza. Poi scoppiano a ridere e si piegano in avanti tutte e tre insieme, come marionette ubriache. Poi tornano alle loro postazioni, urlando la loro stoccata in tutto il corridoio: «Lo sanno tutti che quella è frigida!» E il mio tè si raffredda di colpo.

Pausa. Silenzio. Incasso le lacrime.

E penso che avrei preferito essere chiamata puttana. Quando si sbaglia per eccesso almeno si può dire di aver fatto le cose in grande.

***

Grazie a Lui ho imparato a rendere belle le piccole cose. Camminare per strada e riuscire a ridere di tutto, delle commesse scortesi, degli autobus in ritardo, del freddo che ci fa stare più vicini. Cullarsi in un sogno prima di dormire. Brindare con il vino in un bicchiere da acqua. Grazie a Lui ho imparato a riempirli di speranze, i bicchieri, a pensare che se non possiamo vivere insieme la nostra storia sarà solo più avventurosa. Un bacio prima della partenza, un nuovo incontro ad ogni ritorno. Un amore che non invecchia, che non si annoia mai.

Lo guardo mentre si lava le mani in cucina, con un lembo di maglietta fuori dai pantaloni.

Quando si volta, gli allaccio le braccia al collo.

«I tuoi occhi sembrano biglie a forma di cuore. Sei proprio romantica».

«Io?» Gli apro la cerniera dei pantaloni. Infilo la mano.

«Sì».

«Be', è colpa tua».

«No no, è colpa tua. Guarda come hai ridotto anche me!»

«Ridurti? Sei troppo magro per ridurti! Però ho ingrossato qualcosa d'altro».

Ridiamo. Ci guardiamo. Ci baciamo.

«Ho voglia di far…»

Guardo come mi sono ridotta. Amata. Amante e incapace di intendere e di godere. Torno seria.

«Ho paura che…»

«Non preoccuparti».

Pausa. Silenzio. Quasi lacrime.

«Sì».

«Però baciami, ok?»

Mi prende la faccia tra le mani. Sposta una lunga ciocca di capelli e mi scompiglia.

«Dappertutto. Dappertutto. Dappertutto».

***

La lavanderia a gettoni sembra infestata di fantasmi, che hanno abbandonato i loro vestiti e li guardano rotolare vorticosamente nell'enorme cestello di metallo, vicino a me. Posso sentirne l'odore, asettico di vapore e calcare. Mi chiedo se dopo averli lavati qui non possano restarmi addosso, invisibili, le vite degli altri che prima di me hanno portato qui il loro bucato. Appena posso recupero la mia biancheria ancora bagnata, schivo le ceste e le teste di una numerosa famiglia cinese e mi dirigo verso casa.

Le lenzuola sventolano appese fuori dalle finestre e sui balconi, penzolano in mezzo ai cortili come lingue stanche e ponti di stoffa. Come stendardi d'intimità esposti con noncuranza, mentre io provo un pizzico di imbarazzo pensando che i vicini possano spiare la mia vita giudicando le mie mutande.

Una volta le lenzuola di cotone ruvido e spesso, candide e macchiate di sangue al centro, erano bandiere di verginità da stendere per scacciare la vergogna. Se fossi vissuta a quel tempo mi avrebbero additata tra le vie del paese, gli uomini mi avrebbero seguita silenziosi per abbrancarmi nei vicoli deserti e ombrosi a mezzogiorno, le mele sarebbero rotolate fuori dal cestino e i miei seni avrebbero cercato di urlare trafugati dal corsetto. E le donne mi avrebbero circondata fuori dalla chiesa come un branco di lupe che nascondono i vizi sotto la pelliccia impolverata di virtù, mi avrebbero strappato i capelli come erbe matte da un campo, mi avrebbero graffiato la faccia e strappato i vestiti, avrebbero raccolto con le mani – le stesse mani che avevano usato per pregare – i sassi dal selciato per colpirmi al volto. Avrebbero lanciato parole – pesanti più dei sassi, più appuntite, più dure – di accusa, e raccolto le schegge per conficcarmele negli occhi.

Torno al fatto che il mio imene non si è mai rotto. Forse non l'ho mai avuto, come un presagio di eccessiva disponibilità, il sintomo di un istinto che non ha tempo di farsi crescere i denti per poter mangiare. O forse l'ho consumato con le dita, che s'infilavano troppo spesso nel vaso della marmellata.

Torno nella mia cameretta, torno al mio letto stretto in un pomeriggio dopo la scuola, quando avevo tredici o forse quattordici anni. Torno a chiedermi se tre o quattro dita siano abbastanza per sembrare un cazzo. Torno a impugnare lo spazzolino elettrico dalla scatola degli elettrodomestici in attesa di riparazione. Torno a farmi penetrare dal braccio roseo di un bambolotto. Sono la stessa che infilava la mano sotto la tuta, sperando di non essere scoperta. Immagino e immaginavo orge in cui i corpi si confondono come l'acqua, donne da assaggiare affondando nelle loro gambe, strizzandone i seni, e accoppiamenti violenti, selvaggi, di una bellezza oscena. Perversa. Immagino ancora di essere penetrata con forza, brutalmente, da un uomo che mi solleva la gonna e mi tira per le gambe, issandomi su di sé. Immagino sempre di sentire la sua pienezza e il suo calore e sempre simulo i suoi movimenti dentro di me, contraendo la vagina, finché non decido di farlo venire sulla mia faccia. A questo punto stringo la fantasia ancora di più tra le gambe, inarcando la schiena, sollevandomi e protendendomi in avanti, facendo forza sui glutei mentre il medio scorre impazzito sul mio clitoride, accelerando lo scorrere delle fantasie. Allora venivo in fretta, bagnando spesso le lenzuola.

Torno a qualche anno fa, quando le mie lenzuola non si sono sporcate.

Mi aveva invitata a passare l'ultimo dell'anno nella casa sul lago di un suo amico. «La dependance è solo per noi» aveva detto. L'abbiamo fatto quella notte, senza poter aspettare oltre dopo che con le labbra tremanti mi aveva confessato il suo «ti amo» e avevo deglutito, sentito, risposto «anch'io».

P come Povera stupida ingenua. P come Promesse volatili che evaporano alla prima fica che ti fa scaldare. P come Punizione, Penitenza. P come Pentimento.

Torno al momento in cui ho scoperto che il suo pene è diverso dalle mie dita, dal braccio della bambola e dallo spazzolino elettrico. È una pienezza turgida, polposa, che mi scivola dentro piano, poi più forte, fino a toccarmi l'utero. Ma non è come lo immagino, non è mai come lo immagino. Non è irresistibile, non fa straripare terremoti dalla mia fica: è solo una debole eruzione di magma biancastro. Ed è durato troppo poco. Il suo orgasmo l'ha portato via, l'ha fatto tacere, allargandogli le sopracciglia e la bocca in un sospiro di sollievo, mentre la mia restava aperta e insoddisfatta.

***

«Ho letto che ci sono un sacco di donne che simulano l'orgasmo. Tu lo fai?»

Eva alza la testa di scatto, senza smettere di limarsi le unghie.

«Come mai questa domanda?»

«Così».

Poi passa a cercare se sulle sue gambe c'è qualche pelo incarnito, da eliminare prontamente con la pinzetta.

«Sì, qualche volta. Tu?»

«No».

«Tu perché l'hai fatto?»

«Perché non mi piaceva abbastanza, o perché ero troppo stanca o perché volevo solo che finisse il prima possibile… E tu. Perché non l'hai mai fatto?»

«Mi sembra solo una grossa bugia. Non so. Non mi viene. Come dire qualcosa quando si vorrebbe dire altro».

Per un attimo, sembra che questa domenica pomeriggio stia entrando in una dimensione ben più intima di quella che c'è solitamente nel bar demodè dalle ore 18.30 circa, o di quella che richiede una seduta di estetica fatta in casa, ascoltando i dischi di quando andavamo al liceo. Sembra, dalla cautela con cui parliamo, che una qualche verità voglia lasciarsi intendere tra parole e silenzi. Ma non si espone troppo, come se avesse paura che qualcuno possa fare la spia. Poi tutto si rompe.

«Vedila così: puoi sempre dire che è una metafora».

***

L'impressione che ho, in questo preciso momento, è che ci sia una piccola verità criptata, in questa immagine di me che in piena notte impugno una ventosa, con il trucco e i capelli sfatti, originando dalle tubature i gorgoglii dell'acqua stagnante, che rischia di allagare una stanza e di desertificarne un'altra. Pausa. Silenzio. Associo l'impianto idraulico a me. L'acqua al piacere. Come se l'ingorgo fosse dentro di me, a creare un ciclo interrotto.

***

È solo lunedì e i colori del monitor già mi friggono in testa, esasperati dai neon. Ogni tanto chiudo gli occhi, sperando che nessuno passi davanti alla scrivania, ma solo dietro, e non possa vedermi. Penso ciclicamente a Lui, cercando di disegnarmelo in testa, con i suoi contorni spigolosi e il naso importante, alle sue mani, alla storia delle sue cicatrici e al suo viso stropicciato del mattino, a quel sorriso un po' criminale e un po' infantile, ai suoi avambracci e alle vene che s'ingrossano come quando stringeva le viti per montare il mio letto, alle sue mani, al profumo che sento quando gli sbottono la camicia e sussurro, sussurro un motivetto di gemiti e carezze, e penso al fatto che questa notte dormiremo insieme e che vorrei mettere quel vestito in stile orientale che ho visto in vetrina sotto casa, al fatto che stasera avrò il primo appuntamento con quel dottore e che...

Avverto l'ombra di una sagoma davanti alla mia scrivania. Apro gli occhi di scatto, e mi ritrovo davanti il capo, che mi guarda con aria sdegnata e mi minaccia dicendo che se continuo così mi farà un richiamo. U come Ufficiale. Apro la bocca ma non riesco a parlare, abbasso la testa, sentendo che le forcine che fermano lo chignon si stanno lasciando andare. Quando la rialzo, vedo le mie colleghe che sghignazzano e quello nuovo che mi osserva con aria cupa. Preoccupata. Non mi ricordo neanche come si chiama.

***

Non c'è neanche una targa con il nome. Nemmeno sul campanello. Ci sono solo uno zerbino ispido e consunto al centro, e una porta a due battenti marrone, scura e opaca di innumerevoli mani di vernice. Busso con due colpi veloci e una voce dispersa mi incoraggia a entrare, ad attraversare l'anticamera buia con la salma di un cappotto appesa al muro, fino a raggiungere una grande stanza resa irregolare dai cumuli di oggetti e di libri accatastati a ridosso dei muri e sul pavimento.

Nella penombra schiarita da uno spicchio di sole polveroso una donna mi guarda, dall'alto della parete, da sotto una teca di vetro. Una donna scoperchiata a metà, disegnata su una carta anatomica, che seziona la crosta e la polpa degli esseri umani con il suo corpo aperto, la sua gamba destra vestita di muscoli e ossa esposte, quella sinistra perfettamente intatta. Il suo tronco scorticato mi mostra con eloquenza figurativa la sua verità di ingegneria carnale: ecco ingranaggi molli, componenti pulsanti, salvavita cellulari. Ecco. Polmoni, fegato, stomaco, intestino, utero. Ecco, lampante, la disposizione degli organi interni.

Disposizione come Posizione. Sesso e cervello sono perfettamente allineati in un'unica colonna verticale. Non sono vertebre e midollo. È un'asse di rotazione che trafigge il cuore, spostato un po' a sinistra e inclinato, pronto a traboccare, a lanciarsi nella sua corsa di battiti, nascosto dietro il torace. Un rifugio. Una gabbia.

Disposizione come Ordinare, Ordine. Tre organi

vitali, tre organi complementari, una trinità di congegni spaccati in due: due emisferi, due atri, due ventricoli, due labbra di carne, due lembi di pelle. La vagina sembra l'unica via d'accesso a tutti e tre. La ferita necessariamente esposta e divaricata da cui operare. Infilaci il braccio e toccherai il mio cuore. Infilaci il cazzo e mi scoperai il cervello.

Disposizione come Inclinazione, Stato d'animo, Umore. L'uno influenza l'altro, intacca, ammorba, guarisce, vivifica. Ecco il mio impianto idraulico. Ecco. Il mio ciclo interrotto.

Poi sul vetro vedo il riflesso sfumato di un uomo che si sovrappone al mio, una presenza vestita di nero che indica la donna. Il suo dito vola come una mosca e mi chiede: «Dov'è il tuo problema?»

Il Dottore è uno di quei tipi fetali, con le spalle curve, la schiena che scivola molle e umida come un pesce, la bocca e il naso tesi a cercare qualcosa come cuccioli ciechi. Ha un paio di occhiali rotondi con una montatura invisibile e le lenti piccole e spesse, cucite come bottoni sui suoi occhi.

Rispondo. «Credo che ci sia qualcosa che non va lì in mezzo» e indico la linea.

«Dove lo senti?»

Mi tocco il petto. Poi la testa, poi allargo le braccia, affranta.

«Da dove credi che nasca?»

Mi guardo attorno, spaurita, per cercare qualcosa a cui aggrapparmi. Indico una mensola, su cui vedo scintillare letale come una medusa, il calco fedele della mia patologia.

Il mio male è quel modello di apparato genitale femminile in plastica trasparente, il mio male è quell'anatomia di petrolio. Una vagina posticcia e scoordinata, una vagina trapiantata tra il culo e il cuore, che rigetta continuamente il piacere come se non le appartenesse, come se non fosse suo, provocando ictus sentimentali e infarti del mio cazzo in versione femminile. Mi hanno amputato l'orgasmo per sostituirlo con l'ipocrisia di una protesi.

Quella che ho non è la *mia* vagina, non è quella che voglio. È solo una natura morta. La *mia* vagina mi farebbe godere, la *mia* vagina mi farebbe urlare mentre mi solleva da terra e mi fa girare prendendomi per mano. La *mia* vagina sarebbe vestita di nervi scintillanti e ipnotici come lustrini in estate. Invece.

«Mi sento meno di una donna a metà», strappata lungo una piega appiattita con le unghie. «Credo che mi manchino dei nervi nella vagina».

Il Dottore mi guarda, fa un sorriso rassicurante, lenitivo, poi inizia a camminare attraverso la stanza, vagheggiando i passi con la testa china sulle mani congiunte per le dita. Le batte piano, le une sulle altre, aspettando le parole. Dice: «Lì non li potrai trovare i nervi, non quanti pensi. Pensaci, altrimenti».

«Pensa agli assorbenti interni».

Altrimenti dovrei sentirli. «Altrimenti partorire sarebbe *davvero* straziante». E sarei un interruttore.

«E dire che voi donne avete un organo il cui solo scopo è farvi godere, che sulla sua piccola superficie racchiude più terminazioni di qualsiasi altra parte del corpo umano, che è la sublimazione di ogni delizia, e vi ostinate a non usarlo, come se non voleste accettare che il clitoride è proprio lì, e non da qualche altra parte». Sogghigna. «Come avere il pene e cercarlo sul naso».

«Ma la mia amica dice...»

«Ma chissenefrega!» Sbotta, e sembra che in un istante diventi enorme, gonfio del suo fervore. «Quest'altra mania di confrontarvi sempre. Tu sei tu, lei è lei. Punto. Devi sapere che l'orgasmo è una reazione cerebrale. Ti è mai capitato di godere in sogno?» Annuisco. «Una reazione cerebrale che si attiva in risposta ad alcuni stimoli, che possono variare da persona a persona. E devi capire che godere internamente è sì possibile, ma non è così scontato, non per tutte, anzi, semmai è il contrario e che non dipende dai *nervi della vagina*, anche perché...»

Ora il Dottore non parla più, farfuglia veloce in preda all'entusiasmo, sfiatando parole quasi impalpabili, che si lasciano sfuggire sillabe e vocali.

«Il nostro vero organo sessuale è il cervello. In mezzo alle gambe abbiamo solo organi genitali». Umili servi di un sovrano sconosciuto. Fragile. Duttile.

«Puoi plasmare la tua sensorialità».

«Tu puoi imparare a godere».

«Si tratta di esprimere completamente il tuo potenziale erotico».

Le sue parole sono la combinazione vincente che fa risuonare nella mia testa una cascata di gettoni d'oro. E sento una voce da quiz che annuncia un montepremi da capogiro.

Devo solo iniziare a giocare.

***

Con il cuore che palpita entusiasmi e speranza, seguendo il profumo di una nuova felicità, disdico l'appuntamento settimanale con Eva, ansiosissima di raccontarmi le sue nuove gesta sessuali, e mi precipito a casa per dedicarmi alle mie e provare a vedere fino a che punto erogeno posso spingere la mia volontà di godere. E verificare se per qualche miracoloso caso la prima seduta dal Dottore abbia prodotto un effetto incoraggiante anche per il mio orgasmo.

Con un unico schiaffo spoglio il letto di tutte le cianfrusaglie che ci ho appoggiato sopra e la bigiotteria rotola a nascondersi sotto le doghe, accompagnata da un plico di promemoria che svolazza sul tappeto. Pagare bollette. Annaffiare piante. Una ricetta di pollo al curry. Il materasso rimane nudo con le molle rigonfie sotto la stoffa, come se avesse la pelle d'oca. Lo copro solo dove mi sdraierò per raccogliere una sindone umida del mio miracolo con la prima cosa che mi capita tra le mani. Un foulard floreale regalato da estranei andrà benissimo.

Prendo la scatola dei miei giochi per adulti consenzienti. È mezza vuota: dentro ci sono per lo più preservativi, un paio di manette, una vecchia cravatta, un fiore vibrante che mi ha portato Eva dalla Spagna. È un vecchio beauty case in pelle nera, di quelli rigidi e bombati. Era di mia nonna, mia nonna che mi stringeva tra le tette ogni volta che andavo a trovarla ed era sempre allegra, recitava vecchie poesie di quando andava a scuola. Era incredibile come ricordasse quelle, vecchie di ottant'anni, e non la strada per tornare a casa.

Prendo il lubrificante effetto caldo. Prendo il vibratore 16 cm in silicone lilla, quello che mi aveva regalato Lui, vedendo quanto mi aveva affascinata quella volta che eravamo entrati, un po' per sfida un po' per scherzo, in un sexy shop.

M come Masturbazione.

M come Maniacali manipolazioni dei genitali. Meglio, zone erogene, capezzoli, fica, culo e clitoride.

Mi sfilo le mutandine con uno slancio della gamba e le faccio atterrare sul pavimento, poi mi stendo con le gambe spalancate come finestre durante le pulizie di primavera. Le grandi labbra si schiudono appena e sento l'aria fresca che all'improvviso si scontra con il caldo. Con l'intonaco irrorato della mia anima.

Guardo il mio ventre che respira disteso. Come una marea si solleva fino a essere in linea con le costole e il monte di Venere, poi s'inabissa di nuovo, risucchiato insieme a nuova aria. Passo un dito nella fessura per sentire quanto sono già bagnata e una sensazione vischiosa mi dice che non ci sarebbe bisogno del lubrificante. Stimolante. Titillante. Ma ne spremo generosamente dal tubetto, me ne spalmo un po' addosso, intorno, dentro, come se fosse una forma di tutela per l'ambiente.

Afferro i miei seni con le mani aperte, stringendo più forte che posso, come se a toccarmi non fossi neanche io ma un uomo troppo eccitato e troppo forte per accorgersi di aver oltrepassato con tutti e due i piedi la soglia di una piacevole sopportazione.

Vedo il coniglio di peluche che mi osserva dall'alto del suo ripiano. Chiudo gli occhi. Cerco un nero infinito.

Le dita incidono, le dita strizzano, le dita leccano. Devono solo seguire le istruzioni del mio desiderio.

Accarezzo piano il clitoride, come un cazzo in

miniatura. Succhiare voluttuosamente il medio e inserirlo gocciolante nella vagina. Raschio con i polpastrelli la parete anteriore alla ricerca di quella piacevole ruvidità che tutti chiamano punto G e che non so capire se sia per me una realtà celata o un altro vergognoso raggiro collettivo.

Quando lo raggiungo è un godere che mi fa venire voglia di pisciare e mi fa quasi male. Punge.

Inserire le dita ed estrarle velocemente.

Sfregare il clitoride con il pollice.

Insinuare un dito umido nell'ano per aumentare la sensazione di pienezza. Scivola meglio se prima l'ho inzuppato nella vagina.

Pensare a qualcosa di eccitante, sfogliare la libreria delle mie pornografie immaginarie e dei miei ricordi incompiuti. Parzialmente modificati. Sensibilmente alterati.

Pensare a Lui che mi scopa e al suo cazzo che si fa divorare. Sentire quanto lo amo. Pensare a un totem di carne che m'immola spietato a ritmo tribale. Sordi e ripetitivi colpi estatici.

Immaginare di sentire qualcosa che spinge per entrare, immaginare un cazzo che scivola nel mio corpo, immaginarmi godere in un primo piano della mia mimica facciale.

Vedere la mia bocca dischiusa, il bianco degli occhi che sfugge alle palpebre abbassate come serrande di un negozio a luci rosse. Vedere un gemito che mi si flette in gola. Ritrovare la concentrazione, tornare indietro veloce, andare avanti. Indietro, avanti.

E vedo il suo cazzo da dentro mentre si spinge contro le mie pareti. Lo immagino a tre teste, che girano e si rincorrono e turbinano cercandosi la coda, e immagino la barriera che contiene il mio orgasmo che cede come un parco giochi depredato.

Sentire che il mio gomito è una cisterna di acido lattico. Cambiare mano, puntare i piedi nelle molle mobili del materasso, sollevare e contrarre i glutei. Ripetutamente. Non è la stessa cosa, non sono mancina, è una stimolazione spastica. Ripetutamente, sfregare il clitoride veloce, più veloce, sentire la pelle che brucia bagnata, sentire gocce che dondolano sui peli in ricrescita. Ripetutamente, grattare con i polpastrelli ogni sporgenza, infilare più dita in ogni buco.

Stimolare la produzione di lubrificante naturale sputandosi sulla mano. Stantuffare con quella stessa mano sulla vulva aperta, come una ventosa che strappi ingorghi a tubi contorti. Come un detersivo contro le incrostazioni neuronali. Un solvente di inibizioni. Un pesticida per pensieri nocivi.

Impugnare il vibratore 16 centimetri in silicone lilla e azionarlo a velocità media. Massaggiare il clitoride contro il vibratore con ampi movimenti del bacino. Lasciarlo scivolare all'interno. Morbido e forte come un bastone per fare il burro. Non estrarre le dita dall'ano. Non censurare sensazioni. Cercare di sentire qualcosa.

Dischiudere la bocca per lasciar gorgogliare gemiti di incitamento. Dire «scopami» a una persona che non c'è. Dire «più forte» a un volume che non esiste.

Non sentire niente, provare ancora.

Stimolare il clitoride con la punta del vibratore, grattandolo come per far nascere un prurito. Sfregarlo istericamente sempre più veloce. Più veloce, più veloce.

Sentire il piacere che si sta sfogando, è rosso, rosso sconvolto, sta uscendo.

Il vibratore ronza come un'ape pronta a stuprare un fiore, un fiore di carne che trema immobile mentre attende l'inevitabile minaccia del pungiglione, terrorizzato.

Paura. Aspettativa, ansia. Panico, speranza. Delusione.

L'orgasmo scivola tra le mie dita come un osso bagnato.

Sentire il peso caldo delle lacrime come l'unica emozione possibile.

Le batterie del mio vibratore 16 centimetri in silicone lilla si sono appena scaricate, insieme a tutto il mio entusiamo.

***

Una volta sarei voluta morire.

Avevo voglia di sentirmi toccata, di sentire la mia voce sopra lo sbattere dei corpi, lingua e mani a ispezionarmi. Avevo voglia di sentirmi indipendente e sporca facendomi una scopata senza impegno, prendendomi egoisticamente tutto quello che volevo, mettendo un altro timbro di approvazione sulle mie capacità di amante. Il mio corpo era già fluido, tiepido, umido. Aspettava solo di essere risvegliato dai suoi sei mesi d'inverno, dopo la rovinosa fine dell'ultima storia. La cosa che adesso mi fa seccare ogni languore è che non era la prima volta che ci scopavo. Era uno di quegli uomini che somigliano a un avvoltoio, alto e ricurvo, con i modi contraffatti dall'assenza totale di scrupoli nei confronti degli altri esseri umani, pur di accontentare i suoi capricci. Ma non si faceva problemi, non chiedeva niente. Era una scopata facile.

Abita al pianoterra. Le tapparelle sono abbassate, proiettando sul muro un mosaico di luce che si infiltra dalle feritoie. C'è odore di vino e fumo, di polvere tiepida scaldata dall'estate. Mi tira la mano e mi dice di seguirlo in una stanza con un lungo divano di pelle marrone con i cuscini sfondati, poi prende una copertina sfatta dal bracciolo e la stende. «Così non si sporca» dice con quella sua voce che sembra il risultato di una lingua tagliata male. Si accende una sigaretta.

«Da quant'è che non scopi?»

«Sei mesi».

«Ma come fai? Io morirei. Potevi chiamarmi anche prima, meno male che avevi il mio numero» dice con un sorrisino che scopre i suoi denti stretti e il suo narcisismo ingiustificato.

E io inizio a pentirmi di averlo fatto. Mi dice di succhiarglielo prima ancora che io abbia iniziato a svestirmi e mi spinge la testa verso i suoi pantaloni. Mi inginocchio sul parquet e lo accontento fino a quando vedo che gli è piaciuto abbastanza da chiedergli di ricambiare il favore. Chiedere è una cosa che di solito non faccio, ma so che lui non mi darà niente se non su esplicita richiesta, con l'indifferenza di un debitore accidentalmente smemorato. Mi spoglio e sento qualche complimento di una pornografia spicciola sul mio culo, le mie tette e la mia fica rasata. Vorrei dirgli che non me ne frega un cazzo dei suoi commenti e di iniziare a leccarmi ma mi limito a sedermi di fronte a lui sul divano, allargando le gambe, sfiorandomi con una mano.

Gli dico di avvicinarsi chiamandolo con un dito. «Vieni qui» e lui arriva, si accuccia e inizia a bagnarmi con la lingua, come il mio corpo in quel momento, con lui, non riusciva a fare. Lascio cadere la testa sullo schienale e sento la mia pelle che si appiccica contro quella del divano. Fa troppo caldo, inizio a scivolare, spingendogli la fica contro il muso. «Ti piace, vero? Dai, adesso fatti scopare». Mi prende, mi rigira e m'incastra sopra di sé, mettendomi le mani aperte sulle tette. Non ha un brutto cazzo, è grosso, ma è quel suo modo di muoversi premeditato, da palcoscenico ricoperto da mozziconi, che mi lascia del tutto indifferente. Noto che sopra le mensole a lato del divano c'è una nebbia di polvere. Forse sarebbe stato meglio se fossi rimasta a casa mia, avrei anche pulito il bagno e preparato una macedonia. Provo a sentire qualcosa, ma davvero non ci riesco perché non c'è nulla da sentire se non questo arnese che mi ingombra, se non questa voce scivolosa che mi dice frasi come «alza la gamba», «piegati», «mettiti a novanta», «mettiti come prima», «girati» che mi emozionano come una parata di majorette. Vedo le punte dei suoi piedi sollevate, i legamenti che emergono sotto la pelle, i moncherini contratti delle dita che ogni tanto si agitano. Sembrano un branco di pesci che all'improvviso cambia direzione. Ho voglia di andare al mare, sentire il sale che mi tira la pelle e la fa brillare calda sotto il sole. Ho voglia di sprofondare la faccia in una fetta di anguria. Ho voglia di una scopata inattesa, scandalosa, di temporali e vestiti bagnati. Ho voglia di una passeggiata notturna e di farmi prestare un maglione per coprirmi le spalle aspettando l'alba. Mi faccio quasi schifo. Le sue palle si sono svuotate nel preservativo, i suoi piedi adesso sono pesci spiaggiati, con la bocca aperta e l'occhio fisso. Si allontana da me, avvolge il suo prodotto in un fazzoletto, strappandolo alla confezione sul comodino e si accende un'altra sigaretta, sbuffando con un ghigno soddisfatto, tenendo la caricatura del suo pene inutile tra le dita: «Senti, io tra poco devo uscire che ho un appuntamento, se vuoi ci risentiamo stasera, per scopare ancora». Sorride, ignorante del suo fallimentare egoismo. Sorrido anch'io, fredda e veloce come un coltello di sbieco: «Magari». Mi rivesto in fretta, prendo la borsa e me ne vado, tagliando a metà il suo saluto quando chiudo la porta.

È stato in quel momento che ho pensato: se deve essere così il sesso, preferisco non scopare mai più. È solo masturbarsi con il corpo di qualcun altro.

***

Lo guardo dormire nel mio nuovo letto, come se ci fosse arrivato per caso. Il bianco scomposto del cotone si riflette nel buio, è una luce palpabile che lo circonda come una chiazza di paradiso mentre gli accarezzo la fronte. Veglio su di Lui, accartocciando la stoffa tra le dita, strangolando le fibre fino a raschiare la loro anima ruvida. Fino a farmi male. Io. Io vorrei godere più di ogni altra donna. Godere di un orgasmo che mi faccia tremare per ore e dormire incosciente, vorrei compiacermi nell'estasi dei miei limiti sfondati e della mia depravazione. Vorrei offrire a Lui i miei orgasmi su un altare di lenzuola come una giusta ricompensa dell'amore che mi dà. La voce impercettibile di un sordo racchiusa in un'ampolla.

Sussurro: «Tu. Tu meriteresti una donna che ti dia più soddisfazioni a letto. Non una che non riesce neanche a venire».

Pausa. Silenzio. Arriva. Il confronto inevitabile con le altre donne che ha avuto.

Nell'insonnia mi sembra di vedere una femmina nuda con la schiena macchiata di capelli corvini che risale il suo corpo come una bestia e mangia il suo cazzo – il mio cuore, il mio cuore – con tutte le sue bocche larghe. È un'arpia con il corpo di donna e il suo sperma le cola dalla bocca.

Scuoto la testa per scacciare i miasmi di questi pensieri. I come Inalazioni di veleno. I come Iniezioni di amore virale. I come Invidia.

E l'unico modo che conosco per esorcizzare il mio terrore di non essere seconda a nessuna e una seconda scelta per Lui è cercare di surclassare una qualsiasi lei e sbiadire i suoi ricordi, rendendoli semplicemente insignificanti al confronto. Così mi dedico al suo piacere come una cagna riconoscente facendo finta che non faccia poi così male per non turbarlo, e allora scopo con dietro agli occhi un milione di lacrime e piccoli incubi da bambina, con il petto che sussulta come un giovane pianeta in piena crisi esistenziale. Fa così male che sembra un'altra faccia del piacere.

***

Sono seduta a gambe incrociate sul bordo del letto di casa sua, interrogando il muro come un oracolo inesistente. Fumo una sigaretta in silenzio e osservo le volute del fumo rapprendersi nell'aria condizionata della camera. Sono scie di fate al catrame. Graffiti al vapore. Fossili nell'aria.

Un colpo. Un unico colpo mi mancava per riuscire a venire. Mancava quella frazione di secondo, solo una frazione di grado per completare il cerchio. Ecco un'altra perfezione fallita. Un altro gemito a volume spento. Un altro incendio che non si vuole appiccare. Che m'impicca.

Lui deve avere una faccia perplessa e impaurita quando si avvicina e mi abbraccia da dietro, lentamente, stringendo piano le braccia attorno a me come se potessi rompermi. Appoggia il mento sulla mia spalla e mi bacia piano il collo, per domare il dolore della sua bestia ferita, attento a non spaventarla con la sua voce: «Che cos'hai?»

«Niente» la più grande bugia dell'umanità.

«Non è vero, hai gli occhi tristi» tristi come una piscina vuota l'ultimo giorno d'estate.

Mi fa così male che mi strapperei il cuore dal petto. Bucandolo con le unghie come un palloncino rosso. Come quando ero piccola, mi sento l'unica che non partecipa a un gioco tra bambini. Sono il nome dimenticato sull'elenco dei sopravvissuti. Sono l'omonima di un defunto. Sono l'orfana di Madre Natura.

Forse dovrei solo rassegnarmi. Rassegnarmi al fatto che il sesso sia solo una posa plastica in dinamico di-venire. Rinunciare alla ricerca nel labirinto. Accontentarmi di morire in un angolo abbastanza grande da nascondere l'orizzonte e il tragitto, invece di continuare a chiedermi: «Dov'è che non funziono? Dov'è che sono rotta? Dov'è che sono morta?»

Ma gli confesso tutto.

Lui pronuncia parole come pacche sulle spalle di chi non ha risposte ma solo l'imbarazzo di trovarsi in mezzo al dolore di qualcun altro. Un dolore che non riesce a capire anche se vorrebbe, una ferita che lo imbratta anche se non vede il taglio. Dice: «Sono disposto a fare qualsiasi cosa per renderti felice. Le proveremo tutte». Ma abbiamo già provato.

G come Gel stimolanti effetto caldo. L come Lubrificanti al mentolo. V come Vibratori a due motori.

Lui dice: «Se soffri così tanto forse potresti farti aiutare da qualcuno», «qualcuno che sia meno coinvolto», «qualcuno che ti aiuti a capire». Lo dice come un medico costretto a suturare senza anestesia. Sa che mi fa male.

Sento la gola che brucia, calda, come se una lampadina si fosse appena rotta sul fondo del palato. Dico: «Ho iniziato a vedere un Dottore, lunedì» e i miei occhi prolassano in un pianto.

***

Mi sento immobile e guasta, come se il futuro fosse solo un «ricordi?»

Tra le mani ho un dipinto. È la copia di un van Gogh. Tempera su compensato.

«Bello».

«L'ho fatto che ero in terza media. Ci ho spruzzato tutta una bomboletta di lacca per fissare il colore».

«Davvero notevole».

«Adesso non saprei neanche da dove iniziare».

Gli dico: »Per favore, mi versi dell'acqua?» come se sperassi di dimenticare, pisciando gli errori diluiti in piccole scorie.

***

Sprofondata in un letto ad acqua, con un gigantesco materasso in cui sentirsi accolti come in un liquido amniotico, racconto al Dottore i miei ultimi fallimentari tentativi di avere un orgasmo. Mi guarda dalla penombra, nella sua posa da ritratto nobiliare. Gli manca solo un cappello con la piuma in cima alla testa. Domanda: «Da quando non riesci più ad avere un orgasmo?»

«Da quando mi sono innamorata».

Pausa. Silenzio. Riformulo. «No. Da quando l'ho realizzato».

Come quando muore qualcuno o finisci il liceo. Sentire il principio passivo che si diffonde e stordisce le sinapsi. Le orecchie che fischiano nel silenzio. È dolore. È vittoria. È gioia. Smaltire l'effetto. Prendere confidenza con la realtà dei fatti ingoiati, digeriti, defecati. È solo quando ne vedi la forma calcificata dal sole che un cono di luce si tempera aguzzo nel tuo cervello.

***

Dimmi, cos'è più sovversivo dell'amore?

È così che rispondo quando Lui mi rimprovera di non essere più la sua ragazza riottosa.
Perché l'amore cambia tutto. Anche se stesso.
È una sommossa che si leva dal basso delle viscere, da un istinto innato alla vita, al piacere. Ingaggia rappresaglie e apre le gabbie, ribellandosi al vecchio regno di apatia e austerità per progettare una nuova felicità. Abbondante, piena.
È così potente. È così *pericoloso*. Che facciamo di tutto per cercare di combatterlo, sfregiarlo, atterrirlo. Lasciandolo morire di stenti, privo di qualsiasi godimento. Perché è il godere, che ci innamora.
E adesso dimmi. Dimmi, cos'è più sovversivo dell'amore?

***

La nostra storia esce dalla bocca delle scatole, con le loro quattro labbra di cartone sventrate. La nostra storia inizia dal libro che adesso ho tra le mani. Ha la copertina nera e spessa, e pagine pesanti come segreti che un dito umido non basta a sollevare. Ricordo il suono dei campanelli alla porta di quel negozio piccolo e ingozzato di copertine, dove Lui mi ha chiesto se mi sembrava interessante. Dove gli ho detto di sì e aprendo la bocca l'ho fatto entrare nella mia vita. Come un profumo, come un respiro.
Come tutte le cose importanti, incontrarlo è suc-

cesso per caso. Un imprevisto, una buca nell'asfalto, un clacson che non fa rumore mentre la vita t'investe.

Come carezze nell'acqua. Un vento lontano che fa venire la pelle d'oca all'oceano e arriva tiepido a levigare i miei fianchi. Denso. Istantaneo.

Mi piaceva d'istinto, come a una bambina può piacere un sapore. Un sapore screziato di zucchero, inventato, che devi interpretare lasciandolo fondere sul palato ma che non riesci a distinguere, un sapore che assaggi e assaggi ancora senza riuscire a dargli un nome. Non sapevo che si chiamasse amore. Non l'ho saputo finché non mi ha fatto male.

Quelle scarpe rosse e alte che adesso ho sistemato in prima linea nel mio guardaroba, come un condottiero, erano come il richiamo per uccelli di una puttana di strada. Sono le stesse su cui ondeggiavo scrollandomi la gonna leggera di dosso, suonando a ogni passo come una campana di stoffa, mentre andavo a incontrare Lui, una sera. Le stesse che dondolavo sotto il tavolo quando mi ha chiesto «posso toccarti?», quando mi ha detto «ho bisogno di toccarti». E ha appoggiato la mano sulla mia gamba. Da allora è sempre stata lì, come una giarrettiera di dita per rendere più sicuri i miei passi.

La prima volta mi ha baciata come se fosse normale. Come se fosse normale che un uomo adulto potesse desiderare una ragazza che non era ancora nata quando lui si masturbava. Come se fosse normale che un uomo non si spingesse oltre, lasciandomi andare via con un semplice pensiero appoggiato sulle labbra. Un sorriso nascosto da accarezzare. Un punto interrogativo da trastullare. Sapeva che sarei tornata perché non avevo risposte.

Al primo appuntamento mangiavo pesce crudo con le mani, lasciandolo cadere dall'alto nella mia bocca larga per provocare la sua fantasia, e lasciavo assaggiasse la mia lingua con gli occhi, annunciando lo scandalo.

Una volta in macchina, mi viene voglia di assaggiare il suo sapore, gli slaccio la cintura e mi piego su di Lui, la mia bocca aderente al suo cazzo, la mia lingua che volteggia spensierata come una ginnasta in libera uscita.

I finestrini si appannano, sono l'unica tenda che ci protegge dagli sguardi della strada, dai fanali indiscreti che forse vogliamo o di cui forse non ci importa. Le mie mutandine sono inutili, sono bagnate, sono già pelle. E le sue dita sono le chiavi di uno scassinatore d'istinti e gemiti che si condensano tra le lamiere, tra le mie gambe, tra le mie labbra, gemiti che ingoio languida assieme al suo sperma nel baratto solidale dei nostri orgasmi.

E la poltrona su cui sono seduta adesso è la stessa su cui mi sono masturbata quella notte guardando i suoi occhi dall'altra parte della stanza, lontani dal palcoscenico. Mi chiamava femmina – *femmina, femmina, femmina!* – guardandomi come un esemplare da museo, un fossile resuscitato, una rovina scampata al massacro. Godevo e ridevo, mentre tenevo tra le cosce un potere che non avevo mai saputo di possedere.

Apro scatole su scatole e gli oggetti fuoriescono dagli imballaggi, raccontandomi di un passato che a poco a poco si vivifica, diventa presente, diventerà futuro. Sotterrati da un vocabolario trovo fogli ripiegati su se stessi, scritti da una macchina. Sono lettere sottili e veloci come una confessione in mezzo alla folla, una spaccio di segreti consegnate a mano. È il racconto che Lui aveva scritto per me, con cui mi aveva convinta per la prima volta ad andare in un motel con lui a lasciarmi fare dalle sue fantasie. Ricordo che leggendolo mi sono leccata le dita di gusto. E poi è arrivato, *pericoloso*, il piacere.

La prima volta che mi ha scopata mi teneva le gambe aperte come le arcate di una trappola e io tiravo fuori l'orgasmo con le dita.

***

Estate, l'estate che ci siamo conosciuti.

A come Assuefazione. D come Dipendenza. N come Necessità.

Mi annoio. Sento un pensiero e la sua voce che risponde. «Ti porto via».

Voglio che Lui mi porti nei campi a scoparmi tra l'erba alta. Voglio essere scopata nel buio tra i lampioni e nelle cascine abbandonate. Gli chiedo di fare di me la sua amante di campagna, di strapparmi la città dai vestiti, perché così non l'ho mai fatto. Gli dico che voglio nascondermi dalla polizia mentre urlo atti osceni in luogo pubblico, che voglio sentirmi sporca e libera come una gatta scappata di casa, perché la vita mi ha addomesticata fin troppo. Ogni volta che ci incontriamo Lui mi riporta sulla soglia come se nulla fosse successo, facendomi tornare da dove sono venuta camminando a passi stretti per conservare più a lungo l'umido segreto delle mie voglie.

Ogni mio sorriso, ogni lampo del mio sguardo in realtà dice: «Dai, fammi godere, fammi divertire. Dai».

Una volta che la luna è troppo piena ed entrambe le nostre case sono troppo lontane, per nasconderci mi porta nel garage, a casa di sua madre. Chiude la serranda per non farci disturbare dai vicini, abbassa i finestrini, fa troppo caldo e il suo sudore mi fa impazzire. L'aria è troppo piena di noi, ci toglie i vestiti, mischia la nostra saliva come un vortice che succhia dalle viscere e io mi sciolgo all'improvviso come l'inverno. Lui mi raccoglie con la lingua e l'aria è ancora, sempre, troppo piena di noi per lasciare uscire l'urlo del mio orgasmo. E io lo urlerò sulla sua cappella innalzando un coro di nervi eretti di fronte ai fedeli, soldati missionari che riverisco con compassione finché non porgono sulla mia lingua la loro eucaristia. Prima di uscire dalla macchina, sotto il portone della mia vecchia casa gli regalo la traccia perlacea del mio piacere, tatuando un cuore umido sul velluto del sedile.

E poi.

Gli chiedo di portarmi a fare la puttana tra le puttane di un night club, a sollevare la gonna in mezzo alla piazza, a cantare schiamazzi su quel grattacielo. Gli chiedo di portarmi di soppiatto ancora in quel motel col letto grande e poi in un panificio all'alba per calmare la mia fame.

***

Senza che quasi potessi accorgermene, troppo impegnata a vivere, a trovare me stessa e piccoli pezzetti di verità tra la pelle nuda, sono diventata la sua amante.

Poco a poco l'ho fatto entrare nel mio mondo, e Lui nel suo. Mi ha portata a casa sua, ed era tutta in bianco e nero, a tono con i suoi vestiti, piena di congegni e macchine e apparecchiature elettroniche. Mi è sempre piaciuto guardare le case degli altri, studiarle con una curiosità scrupolosa, come se l'anima di chi le abita potesse esprimersi attraverso la disposizione delle camere e dei complementi di arredo. In mezzo al suo soggiorno non c'è la televisione, ma una cassetta per gli attrezzi. Quando gli ho chiesto perché, mi ha risposto che gli piace pensare con la sua testa. Forse è per questa sua capacità di aggiustare le cose che ora lo amo.

Allora non era ancora un sentimento a legarci, ma un magnetismo, come se l'incontro ripetuto tra le nostre cellule avesse tessuto a poco a poco un campo di forze in cui non siamo mai davvero lontani. Siamo un abbraccio languido a disposizione, un conforto gratuito, che nulla chiede in cambio. E io mi sento finalmente libera, travolta da un vento che mischia carte sempre vincenti. Siamo l'Oriente da esplorare a mani larghe. Siamo vagabondi di alcove, concubini senza padrone.

***

Ha la testa appoggiata sulla mia pancia. Distesi sul letto sfatto del motel, fumiamo e ci accarezziamo languidi nella luce, spossati da una scopata eterna come le fatiche del tempo. Siamo titani con le gambe piegate da istinti primordiali, con grandi occhi di pietra e fuoco commossi dalla tenerezza di piccoli particolari.

Passo le dita tra i suoi capelli ancora bagnati dal sudore e guardo la composizione dei nostri corpi nudi riflessa lontano, sullo specchio appeso al soffitto. L'unico ricordo del mondo lontano. All'improvviso mi dice «ti amo» ed è come se quello specchio si fosse appena rotto, tagliandomi il respiro, trafiggendomi con il suo coccio di verità.

L'affetto che ci lega è fraterno. Questo amore è contrario alle regole prestabilite. Non voglio l'amore, mi ha già fatto troppo male.

Mi accorgo che per tutto il tempo ha tirato il mio cuore fuori dal suo angolo, piano piano, con movimenti millimetrici, senza farsi notare, facendomi sentire semplicemente felice. Le sue mosse erano ladre scaltre. Ma questa volta ha fatto scricchiolare le assi delle mie paure e io mi ritiro in fretta nel buio del mio nascondiglio.

Vorrei sapere cosa rispondergli ma riesco solo a stringerlo un po' più forte, spremendo un «non lo so» dai miei gesti, perché non voglio ferirlo. Perché vorrei dirgli che non lo amo, ma non ci riesco.

***

Un giorno gli dico: «Forse non è più il caso di scopare». Scopare insieme, perché noi non ci siamo mai scopati da soli.

«Sta diventando troppo complicato». Complicato accoppiarsi come animali.

«Forse non è neanche il caso che ci vediamo ancora». Vederci ancora perché non possiamo indurre amnesie.

E Lui mi guarda con gli occhi arrugginiti dalla

paura, freddo come un'arma che attende da anni di sparare quell'unico, micidiale, colpo: «Tanto tu hai già deciso» dice. Ed esce dalla porta, lasciandola aperta alle sue spalle come le risposte che so darmi.

Dopo due ore lo chiamo dicendo solo «vieni a prendermi» e dopo mezz'ora è sotto casa mia, con il motore acceso e il cazzo in tiro. La mia sottomissione lo eccita, la mia resa è la rivincita del suo amore. Ma l'apparente sconfitta della mia volontà è la strategia per combatterlo.

Altre quattro ore in motel. Altri duecentoquaranta minuti in cui mi metto a inseguire il piacere come una volpe braccata da cani che abbaiano dichiarazioni d'amore. Ogni orgasmo è un rifugio nell'incoscienza.

Ci vediamo notte, giorno. Ogni volta scopo con una cattiveria più fredda e più distante, come un ingranaggio impazzito che macina endorfine. Scopo con furia, cercando di otturare tutte le mie bocche con il piacere, spingendolo in fondo ai miei cunicoli come un segreto che non dovrebbe mai più essere stanato. Godere mi riempie fino ad arrivare al punto di rottura e allora mi ingozzo ancora di più, bulimica del suo cazzo fino a scoppiare, fino a esplodere in piccoli brandelli ignoranti, dimenticando continuamente la verità.

E ogni colpo che gli infliggo battendo il mio corpo sul suo è un urlo di dolore, è come imbavagliare la paura densa e buia del vuoto che sentirei, se non ci fosse Lui.

Vomito gli orgasmi con disgusto perché il mio cuore trabocca, gonfio di confessioni estorte dal piacere e subito ingoiate come rigurgiti troppo dolci, che mi bruciano in gola.

Ogni volta trovo una perversione più efferata, ogni volta mi trovo più egoista nel procurarmi piacere, un po' meno umana, un po' più automatizzata, un po' più stronza, sperando che Lui possa volermi meno e liberarmi dall'enorme responsabilità di essere desiderata. Amata.

È il mio cuore che rigetta il suo amore e lo molesta, godendo nel poterlo dominare, sottomettere. Godo nel fargli piccoli dispetti, nel frugarlo dove forse non vorrebbe, nel colpirlo con parole dure o strozzando il suo orgasmo sul più bello, svogliata, quasi annoiata dalla facilità con cui riuscirei a farlo venire. A fargli male. Ma non riesco a uccidergli quel sentimento nel petto.

Nelle nostre ore insieme mi trasformo in una primadonna volubile che per un capriccioso divertimento gioca a negarsi il piacere che Lui amandomi vorrebe darmi. Quando siamo in una posizione che mi fa godere, che mi farebbe persino venire, all'improvviso sento che devo scrollarmi e mi dimeno per raggiungerne un'altra, continuando un gioco di pose infinite, finché non mi fa male la pelle da quanto sono eccitata. A volte gioco a fare esplodere l'orgasmo in anticipo, smorzandolo, prematuro, mentre sta crescendo, oppure lo inibisco, bloccandolo in un fermo immagine di sensazioni plastiche. A volte lo censuro del tutto, come se questo potesse renderlo più piccolo e insignificante, meno abile nel tirare i miei nervi.

E più Lui mi ama, più vorrebbe farmi godere, più io scappo, mi avvicino al muro e barcollo salendo in fretta sul mio piedistallo, come una femminuccia spaventata a morte da un topolino rosa.

***

Decido di interrogarlo. Gli dico «non muoverti» e Lui mi asseconda. Frugo nel suo zaino mentre mi guarda sdraiato sul letto. Si muove solo per raggiungere il posacenere sul comodino, senza mai staccarmi gli occhi di dosso. Ritorno con in mano le manette che sarebbero riservate ai miei polsi, quelle con cui mi ha legata al letto la prima volta che siamo venuti in questo motel. Meno di tre mesi fa.

«Alza le braccia sopra la testa».

«Aspetta, sto fumando».

«Non ti preoccupare, ti faccio fumare io» e sottraggo la sigaretta alle sue dita per restituirla alle sue labbra marchiata con il mio rossetto. Lascio che la nuvola si dissolva lentamente sopra la sua faccia e senza che possa ribellarsi si trova con le mani prigioniere del letto. Le sue ascelle sono così indifese che ho quasi voglia di fargli il solletico.

Mi siedo accucciata sulle sue cosce, stringendole forte con le mie e gli prendo il cazzo in mano, masturbandolo come so che gli piace. La mano ferma, la presa stretta. La mano veloce, la presa leggera.

Ad ogni gemito arriva una domanda, con il mio sguardo diretto nei suoi occhi come una lampada per interrogatori.

«Qual è la cosa più perversa che hai fatto?»

«Non farti tutto quello che vorrei».

«Cosa vorresti farmi?»

«...»

«Dimmi. Cosa. Vorresti. Farmi».

«Legarti» gemito.

«Poi?»

«Morderti i capezzoli fino a farti urlare» gemito. «Tapparti tutti i buchi che hai». «Sborrarti addosso mentre un vibratore ti fa godere così tanto da farti male». Gemito.

La mia mano si stringe ancora di più, come una vagina prensile attorno al suo cazzo duro.

«Cosa immagini mentre ti fai le seghe a casa tua?» pausa.

«Tu che ti fai un'altra donna. Incularti» sospiro.

«Adesso immagina che siamo in due a leccarti in cazzo». Mi sputo sulle mani e le faccio scorrere assieme.

«Immagina che ti succhiamo in due. Immagina che mentre mi tu scopi, lei mi stia leccando e che poi arrivi anche un altro uomo a riempirmi. Immagina di farlo davvero».

Lo schizzo del suo sperma è il fazzoletto bianco che lancia la sfida.

***

Succede di venerdì sera. Quando esco la città mi assale come un bacio al catrame e m'impasta la bocca con il suo alito, inquinato da un pasto di auto e gas di scarico. Ritorni a casa. Uscite celebrative per accogliere il fine settimana.

Lui mi aspetta fuori dalla macchina, senza camicia, con solo una t-shirt bianca e sottile sotto la giacca. Nota il mio sguardo inquisitore e tenendo la sigaretta tra le labbra dice: «Dopo me la rimetto, adesso ho caldo». Chissà perché. Ho un po' caldo anch'io ma non mi spoglio per paura di guastargli la sorpresa mettendo la mia pelle all'aria prima del tempo. Si ossiderebbe come una mezza mela avanzata dalla colazione.

Saliamo in macchina e accendo la radio. Canticchio piano. Mi chiede se sono emozionata. Io rispondo che «sì, ma sono più eccitata, come un comune mortale che sta per ottenere un potere sovrannaturale, perché stasera quello che adesso è solo fantasia diventerà realtà». Diventerà carne gemente. Diventerà che io sarò libera e potente come una valchiria spettinata che ha le gambe aperte sul cazzo di qualcun altro, la faccia nascosta tra le gambe di un'altra donna mentre altre mani e altre lingue la fanno imbizzarrire con venti, tempeste e frustate.

Il traffico è congestionato in un'erezione di lamiere sul punto di scoppiare. Imprecazioni e clacson. Abbasso il finestrino e all'improvviso il suono ovattato dal vetro diventa più forte, un'iniezione di schiamazzo metropolitano si conficca nelle mie orecchie, potente vaccino contro la calma, l'unica cosa gratuita della città. Apro le gambe e le chiudo, in una silenziosa litania di movimenti articolari. Mi accendo una sigaretta.

Le punte dei miei piedi rimangono sollevate sul tappetino del lato passeggero, immobilizzate dalle scarpe con il tacco. Partendo dall'esterno, indosso uno spolverino nero, una gonna nera corta, una canottiera, nessun reggiseno, niente mutandine.

Aspettiamo, scivoliamo, avanziamo dal centro alla periferia. Tra i palazzi prefabbricati e i vialoni circondati dal cemento c'è la strada che ci porta nel club privé che abbiamo scelto come olimpo. Pulito, ci hanno detto, senza rivoli di sperma che penzolano dai divanetti e finte coppie che non hanno nulla a che fare con lo scambismo. Proprio come noi.

Piano piano le case si fanno più basse e l'asfalto diventa sconnesso come la bocca di una puttana battuta troppe volte. Il paesaggio si apre tra edifici radi e anche gli alberi che intrecciano i rami mi sembrano solo un'orgia di vegetali. La resina è il loro succo.

Parcheggiamo e ci dirigiamo verso una porta grigia incastrata nel cemento. Capiamo che siamo nel posto giusto solo perché all'ingresso ci sono due buttafuori e quando ci fanno segno di entrare, aprendo la porta, sentiamo l'eco di melodie commerciali d'atmosfera.

A come Apnea. A come Asfissia. R come Respiri veloci che quasi mi fanno girare la testa.

Davanti a noi ci sono due scale strabiche. Lui mi chiede: «Inferno o paradiso?»

Sulla parete bianco sporco c'è un foglio di carta da pacco decorato a colori di fiori profani e con una scritta che recita «Buone vacanze». Poi «Asilo privato La giostra» e una freccia che indica di scendere. Guardo in alto, in cima alla scalinata e vedo una targa lucida che riporta la scritta «Club Privé». Penso: ammucchiate per grandi e piccini. Penso a quando ci si nascondeva nei bagni, ci si metteva in fila e maschietti e femminucce esponevano i sessi acerbi e lisci. Qualcuno a volte allungava un dito timido, una mano incosciente, finché qualcun altro non si metteva a piangere e arrivava la maestra. Penso che in fondo scopare sia solo un gioco da grandi.

Ci chiedono se vogliamo lasciare le giacche nel guardaroba e le mie braccia diventano nude, le mie dita si intrecciano alle sue, la mia borsetta penzola dall'altra mano. Ci avviciniamo al bar e ordiniamo da bere. Sono tutti molto cortesi, grandi sorrisi elargiti come mancia per ricordare le grosse cifre che si spendono in questi posti.

P come Parrucchieri di peli pubici e Pubbliche oscenità. P come Postriboli. P come Promiscuità pilotate.

Il locale sembra una nave da crociera sommersa, sembra l'ultimo istante di vita da sorseggiare come una coppa di champagne, prima che l'acqua salata ti riempia i polmoni e la mancanza di ossigeno ti faccia girare la testa, prima che la faccia ricadere su una spalla, svenuta. Un po' morta. Pista da ballo, pali da lap dance, un pianoforte a coda robotizzato, luci colorate che fanno sembrare il pavimento lucido un caleidoscopio, qualche poltrona nascosta dietro tende spesse da teatro, piccole stanze imbottite di materassi e cuscini, protette solo da tendine di perle.

In una delle alcove – la più piccola, in fondo a sinistra – una coppia si sta già dando da fare con un riscaldamento a base di dita e lingue che leccano genitali. Lui mi abbraccia da dietro, avvolgendo con le braccia il mio bacino e sento che la mia schiena scossa dai brividi si estende dura nella sua eccitazione. Guido la sua mano sotto la gonna a dividere le acque calde che stillo mentre li guardo, rapita dalla loro pornografia in concerto.

V come Vagiti sottili che si alzano dal basso. V come Voracità oculare. V come Voyeurismo.

Quando si accorgono di noi ci invitano a entrare, ma decliniamo con un gesto e loro continuano l'esibizione con più foga, con più affondi, con le gambe più larghe, la fica più esposta, il cazzo che schiaffeggia la faccia e i loro occhi nei nostri, incitati dal vedere i movimenti della sua mano sotto la mia gonna e del mio culo che lo masturba, sfregandosi contro la stoffa. L'aria è diventata vapore rovente e ci costringe ad allontanarci, tornando nella sala principale, fresca di spazio come una spiaggia di notte.

Forse nel locale sembra tutto più grande perché non c'è molta gente e c'è ancora calma sui divanetti. Ci sediamo con le gambe accavallate e i nostri drink in mano, sussurro un bacio sulle sue labbra, lasciando scivolare la mia mano sul suo cazzo. È il nostro inchino per dare inizio alla serata.

Sulla pista da ballo due uomini racchiudono una donna tra le loro altezze, la frugano e lei fa le fusa mentre un'altra donna si tocca, guardandoli da lontano. Attorno a loro qualcuno balla distratto, con gli sguardi che corrono sui corpi e i desideri che scorrono dentro, le gonne e le cravatte che vengono lasciate a terra come inutili zavorre.

I come Innesti ragionati dall'istinto.

Vedo una coppia che mi piace. Lei ha una gonna bianca, leggera e i capelli color carota che sfuggono alla carrozzeria di lacca. Il suo compagno è regolare ma informale, serio ma alla mano, con la barba appena fatta. Ci passano davanti, proseguendo verso il bar. Lei mi guarda e io le sorrido. Dopo meno di cinque minuti si siedono vicino a noi, sulle macchie cancellate delle scopate precedenti.

Chiacchieriamo, mai di niente di personale. Nessuno di noi ha un lavoro, amici, un passato o un futuro, siamo tutti orfani lasciati al presente. Solo «è la prima volta che venite qui?» e «noi veniamo sempre». Solo «mi piace come sei vestita» che vuol dire «come mi piacerebbe spogliarti». Solo suoni insensati, articolati tra lingua e denti, che traboccano tra una radiografia e l'altra.

Lei appoggia la mia mano sulla sua coscia, la fa salire sotto la sua gonna. Mi fa sentire quanto è fradicia. Mi fa un sorriso e senza richiuderlo tra le labbra si avvicina per baciarmi con la bocca già aperta. Mi bacia. La sua lingua è lenta. Vengo assalita da una curiosità quasi mistica di voler sapere in cosa è diversa da me e in cosa io sono diversa da un uomo.

Quando mi infila un dito dentro ho già la testa piegata all'indietro come la corolla di un fiore spezzato dalla pioggia, la bocca piena di saliva già pronta a leccare, lubrificare, sputare. Dischiudo appena gli occhi e vedo Lui che mi guarda con il cazzo in mano, accarezzandosi lento come un degustatore che sa scegliere l'esatta sequenza dei sapori per conservare ogni nota, ogni vibrazione. Giro lo sguardo e vedo l'altro uomo con la bocca socchiusa, anche lui con il cazzo in mano, semiserio nella sua erezione. Il mio sguardo si offusca quando un'altra mano – è la sua, la riconosco perché è morbida e forte, una corda di seta – mi afferra un seno come per rubare una mela dall'albero e la lucida, geloso del suo bottino. Altre mani che non so più distinguere producono una carezza soffusa, tiepida, ipnotica. Cerco di guardare la scena dall'alto e mi sento un Dio venerato a cui i fedeli chiederanno il riscatto.

Sento la mano sottile di lei che s'intreccia alla mia e la sua voce che dice: «Vieni, andiamo in un posto più tranquillo». Mi guida nel buio e io cammino a passi stretti nei tacchi, con la gonna arricciata sopra il culo. Lui e l'altro uomo ci seguono in silenzio e si godono l'anteprima, pregustando il mio debutto saffico. Dionisiaco. Orgiastico.

Nella stanza dove ci andiamo a infilare c'è un grande letto rosso, un materasso vellutato che non sembra neanche sporco.

Ci guardiamo negli occhi per un istante sospeso in cui mi rendo conto di quello che sto per fare.

C come Cunnilingus. D come Doppia penetrazione. L come Lesbismo. O come Orgasmo collettivo.

Preferisco non pensarci, lo preferiamo tutti e ci troviamo immediatamente ad azzuffarci, come se il tempo avesse preso la rincorsa per poi schizzare velocissimo, in un atto di compulsione animalesca, e i vestiti diventano brandelli di lenzuola tra cui rotolarci. Quattro maiali nel fango dei loro istinti più bassi.

I capelli di lei si sciolgono e si confondono con il tessuto purpureo del letto, io tuffo la faccia tra le sue gambe offrendomi aperta a Lui, che da dietro inizia a leccarmi senza distinguere tra la fica e il culo, mentre l'altro uomo si mette a cavalcioni sopra la bocca di lei per farsi succhiare i testicoli e poi offrirle il cazzo, indietreggiando tanto che io mi trovo le sue chiappe contratte vicino alla faccia, mentre glielo sfrega tra i seni innaffiati di saliva.

Le infilo un dito dentro, poi due, finché non sento quella contrazione ritmica che mi dice che viene e i suoi gemiti sono tanto intensi da far frusciare le perline delle tende.

Lui mi tira la testa all'indietro prendendomi per i capelli e i sapori femminili si mischiano sulle nostre bocche, quello di lei sulle mie e il mio sulle sue.

Ancora stordita lei si solleva, scivola dal letto tra le mie gambe aperte che già tremano e inizia a ricambiarmi il favore, lasciando che anche il suo uomo mi si avvicini e inizi ad accarezzarmi piano, con le mani leggere e poi sempre più pesanti, come un cieco alla scoperta della fisionomia di uno sconosciuto. Quando Lui inizia a scoparmi l'orgasmo arriva in picchiata, inevitabile come la gravità, veloce e immenso come una frana che mi travolge e si schianta.

N come Narcotizzata dall'eccitazione. N come Ne voglio ancora. N come Non mi basta.

Testiamo tutte le possibili combinazioni della matematica dei nostri corpi. S'intrecciano, si confondono, si scambiano. Genitali in sequenza perfetta e orifizi variabili. Somme di erezioni tumescenti e spasmi moltiplicati.

Mentre lei si fa fottere dal suo uomo io mi siedo sulla sua faccia. In una mano ho il cazzo di Lui, con l'altra strizzo e schiaffeggio i suoi seni tondi. Poi Lui mi prende e si spinge di nuovo dentro di me.

Lui e l'altro uomo non si toccano, si mettono alle nostre spalle come colossi dal cazzo di marmo, mentre io e la rossa siamo il vertice di questo quadrato carnale, piegate a novanta in perfetta simmetria, come due oracoli uniti dal serpeggiare delle nostre lingue. Ci succhiamo i capezzoli e ci coccoliamo il clitoride con dita gemelle.

Vedo l'altro che si sfila da lei e si avvicina alla mia bocca. Lui gli dice di mettersi il preservativo. Io sento il rumore della carta strappata che cade e due dita che mi pinzano il naso per farmi aprire la bocca.

La rossa si masturba guardandoci quando uno sputo piove sul mio buco del culo, già dilatato, disteso, affamato. Un dito affonda nella mia carne come una lama nell'acqua, poi due, poi qualcosa di più grosso, più lungo, più duro.

La mia fantasia diventa una realtà sporca in cui gorgoglio gemiti soddisfatti: sono piena, senza spazi vuoti. In un ordine perfetto e completo. Un cazzo nella fica e uno nel culo, la bocca riempita da un'altra fica, la pelle che stilla piacere, le narici che inalano euforia e la diffondono rarefatta, sbuffando.

Mi scopano in due ma nel delirio ne sento solo uno battere nel mio cuore e nel mio cervello. È Lui.

All'improvviso mi sento svuotata, mi sento cedere. Stupita guardo dietro di me e vedo la rossa che mi priva del suo – il suo, mio – cazzo, quasi estraendolo dalla sua sede naturale – la mia fica, la mia fica – portandolo voracemente a quella sua bocca disgustosa che lo ingoia. Lo contamina. Lo profana.

Pausa. Silenzio. Male.

Vorrei correre a strapparglielo dalla gola ma non posso muovermi perché il suo uomo mi sta pompando tenendomi ferma con le mani strette sui fianchi e ogni colpo è un pugno che fracassa tutte le mie barriere fino a ridurmi in lacrime. Potrebbe essere sudore. Potrebbe essere tutto il contrario del dolore.

Chiudo gli occhi e mi mordo le labbra mentre penso che forse Lui non vorrebbe neanche, indifeso, senza protezioni, o che forse gli sta piacendo, che forse gli sta piacendo anche più che con me e che lei sta violando il suo amore per me, che lei sta stuprando il mio sogno erotico e il mio cuore, che ora scalcia, sbraita e si lacera, deformato dalla gelosia. I deliri della carne si confondono con quelli della mia mente torturata e io mi divincolo come una cavia impotente cercando di liberarmi, finché l'altro non viene, eccitato dalle mie convulsioni, e quando finalmente posso correre e corro, con il preservativo pieno che mi si sfila dal culo e cade per terra, vengo a rivendicare ciò che mi è stato rubato.

Nella foga butto a terra la rossa, che finisce ai piedi del suo uomo. Mi tuffo a nascondere il suo cazzo nella mia bocca esibendo, invisibile, tutto il repertorio della mia lingua per ristabilire il primato, spingendolo in fondo alla gola solo per sentirlo più mio, leccando e succhiando isterica, strofinandolo sulla faccia per pulirlo dalla saliva tossica di lei, per averlo di nuovo vergine, finché anche Lui viene. E io custodisco rabbiosa il suo orgasmo tra le mie labbra.

Deglutisco e dico solo: «Mi dispiace». Dico solo: «Non ce la faccio». L'altra coppia mi guarda delusa e lei mormora un «agli inizi capita», sprezzante nella sua misericordia. Ci rivestiamo in silenzio. Lui ha gli occhi sbarrati e i suoi denti scintillano di una precoce intuizione.

M come Metamorfosi.

***

L'acqua scroscia sulla mia schiena. Le immagini – strappate, abbozzate, bruciate – della serata mi cadono in testa come gocce di acido che corrodono ogni tentativo di arrampicarmi, di uscire da quello che è successo e che sta succedendo anche adesso dentro questa camera di motel dall'arredo artefatto, dentro questa doccia per due in cui sto da sola, dentro di me in cui siamo in due. Io e il mio cuore malato.

Mi metto a cantare come se la mia voce potesse respingere quello che sento con le sue note stonate. Uno spaventapasseri sonoro. Un esorcismo melodico. Un antifurto a filastrocche.

Susanna si fa i ricci, i ricci, i ricci
Susanna si fa i ricci, i ricci per ballar

Sento un vociare di pornografia provenire dal televisore che c'è in camera da letto. Canto più forte.

Ma quando fu al ballo, nessuno, nessuno
Ma quando fu al ballo nessuno la invitò

Senza che io lo abbia invitato Lui entra in bagno e lascia i suoi vestiti a mischiarsi con i miei sul pavimento di marmo verde. Entra nella doccia e vedo che la sua pelle diventa opaca, si increspa intirizzita dagli schizzi, prima di bagnarsi e diventare lucida. Lentamente si avvicina e mi abbraccia, circondandomi come un'onda con il suo corpo caldo.

C come Collasso. M come la Maschera nera che mi si scioglie in faccia. P come Pianto.

Soltanto un principino, sciocchino, schiocchino
Soltanto un principino, sciocchino, la invitò.

Le sue mani scorrono sugli scogli levigati del mio corpo e schiumano pulito. Rabbia. Malattia terminale. Lascio che Lui mi lavi, restando immobile come una donna di sabbia dalle giunture troppo fragili che il più piccolo sussulto potrebbe scomporre, e permetto ai suoi occhi di eccitarsi ancora. I suoi baci sono leggeri e letali come il morso di una medusa e la crema bianca e densa della saponetta fa emergere le correnti del suo tocco sulla mia pelle, che poi svaniscono, cancellate dall'acqua, per ricongiungersi agitate nello scarico. All'improvviso sento freddo, mi sento sola e vedo la saponetta scivolare tra i miei piedi.

Mi raccoglie nell'asciugamano come un'orfana e mi stende sul letto. Sono una sposa che si è ubriacata aspettando di dire sì. Una baldracca indolente. Un'anima sfasciata. Sento che i capelli stanno inzuppando il cuscino.

Mi toglie l'asciugamano bagnato di dosso e si sdraia vicino a me senza dire una parola. Mi guarda negli occhi: «Posso fare una cosa?» e io non posso fare altro che annuire in silenzio, con gli occhi chiusi.

Mi bacia. La fronte, gli occhi, il naso, le labbra, la gola, le spalle, il petto che sussulta, le mani, i seni a coppa, la pancia, ogni sentiero della mia pancia, le mie anche sporgenti, le cosce imperfette, i polpacci, i piedi. La sua bocca è una nuvola con poche gocce che si sposta lentamente per stillare mirate essenze di fertilità. È il gesto più intimo che abbiamo mai avuto.

Torna a guardarmi negli occhi e i miei si lasciano sfuggire una lacrima, spinta dalle parole che non riesco a dire.

I suoi baci allentano i miei nodi, lasciano fluire il sangue, leggero e veloce, a tutte le superfici erettili della mia pelle, finché la passione non pretende un contatto più profondo, più puro e noi facciamo l'amore piano, guardandoci negli occhi, godendo di impercettibili movimenti come due foglie attaccate allo stesso ramo, sfiorate dal vento. Ci nutriamo delle nostre bocche, respiriamo sospiri, carezze, odori, piogge e primavere finché l'orgasmo non arriva a bruciarci i nervi come l'estasi torrida di un mezzogiorno d'estate. Finché non sento le parole che mi bussano disperatamente in gola, supplicandomi di lasciarle uscire, di non farle morire ancora e «Ti amo» – un «ti amo» nudo e necessario – sgorga dalla mia bocca in un unico, devastante, vagito.

***

Ti amo. Ti amo come il destino ama il suo profeta.
　Io sono il corpo del tuo godere.
　Per te voglio fare qualcosa di grande. Per te voglio mettere i ponti sopra gli oceani e scendere a raschiare gli abissi. Per te voglio essere iniziata all'alchimia dell'orgasmo profondo che si racconta sottovoce nelle confraternite femminili da cui gli uomini origliano.
　Per te voglio inventare una religione, una religione da celebrare con riti orgiastici di erezioni immortali e liturgie di pornografia. Per te voglio un altare di carne su cui immolarmi a gambe aperte. In ogni camera di motel, nei cortili, in tutte le piazze, nei porti, sugli aerei, nei bagni dei treni, sulle panchine, nelle fontane dei parchi io voglio un idolo del tuo cazzo e battezzarmi con il tuo sperma.
　Mi metterò a pecorina per confessarmi al mio pastore.

Mi metterò a pregare gemiti per richiamare la venuta della mia epifania.

Sento che è così vicina. Sento che sta venendo con oro, incenso e mirra dentro di me.

No, non toccarmi lì. Lascia le tue mani attorno ai miei fianchi. Lascia le tue mani sui miei seni di madonna e usale per toccare le variazioni estatiche del mio viso, perché io non mi toccherò. Perché io voglio usare le mie mani per impregnare di te la pelle e il mio amore farà emergere il piacere dal profondo.

Perché io. Io voglio l'unione carnale con il mio Dio.

***

Contrazioni e battiti.

Li sento lontani come l'eco di un tempo ridotto in macerie.

Mi sembra di essere in alto a guardare i nostri corpi che si compenetrano in geometrie molli, in pornografie destrutturate che affondano oltre lo schermo. È un amplesso che sembra un'autoanalisi.

Sono un'ombra sul soffitto, sono la polizia dietro lo specchio degli interrogatori, sono un ispettore con una carabina rubata tra le mani e un assassino davanti agli occhi.

Sono l'occhio bardato di ciglia finte che esamina la vita nel suo vetrino. Sono un altro pianeta che guarda sorpreso il moto veloce di astri più leggeri.

Vedo la sua schiena inarcata che scorre sopra di me come un'onda di pelle e sudore, i miei seni che sobbalzano. Vedo le sue mani che si aggrappano alle mie, si intrecciano come funi, cavi d'acciaio per estrarre carichi esotici dalle navi attraccate nel porto. Vedo i miei capelli come onde di alghe e catrame avvolgersi sul cuscino, la mia bocca che si allarga muta in un cerchio, l'istante appena prima della vittoria imbalsamato in un trofeo da parete, mentre nella mia testa risuona un'unica minaccia: «Ricordati che devi venire».

***

Tutto torna. Sempre.
Tutto torna. Ancora.
Tutto torna. Di nuovo. Uguale.
Claustrofobico. Un'eco. Una spirale che inizia e finisce sempre nello stesso punto.
Tutto. Torna. Tutto è sempre qui.
Tutto. Mi condanna.
Per favore. Qualcuno mi dia una gomma e mi dica in che punto devo iniziare a cancellare il cerchio.
Qualcuno mi aiuti a staccare questo gatto dalla mia coda.

II
Cura

Me lo ricordo come se fosse adesso.

Mia madre che mi strige la mano e con l'altra mi accarezza i capelli sudati. Mi dice «Tesoro, ti farà un po' male». Quel bisturi che incide. Per aprire. Vedere. Quello spruzzo d'alcol sulla carne viva. Per pulire. Purificare. Quel tirare di lembi distanti. Quel cucire di filo spinato. Per unire. Congiungere.

Ricordo io che stringo i denti da latte così tanto da farli scricchiolare come i biscotti della colazione. E lei che mi accarezza ancora mentre rattrappisco in un pugno la piccola mano e dice «A volte bisogna soffrire, prima di poter guarire».

Il Dottore sembra pensarla nello stesso modo. Al nostro terzo appuntamento, in una giornata di pioggia, mi chiede se sono davvero sicura di voler affrontare questa «riprogrammazione della mia sessualità» per riuscire a sbloccare il mio orgasmo perché, mi avvisa, «non sarà sempre piacevole e potrebbe arrivare a cambiarti più a fondo di quanto si possa immaginare». Fino all'osso del mio essere. Potrebbero cambiare molte cose.

«Il sesso non riguarda solo il sesso, e praticamente tutto quello che viviamo finisce per fare sesso con noi. Pensa che solo il trenta per cento, forse il quaranta per cento del modo in cui godiamo è determinato dalla genetica, mentre il resto, ovvero la maggior parte, è il risultato delle nostre esperienze. In modo particolare nelle donne».

Quando dico sì, che voglio correre il pericolo di essere felice e voglio andare avanti, lui gongola un po', sprofondando nella sua poltrona di antiquariato spicciolo, quasi stesse pregustando lo smembramento della mia vita più intima, la rivelazione in sordina dei miei segreti.

«Bene» dice, sporgendosi verso di me, dall'altro lato della scrivania. «Adesso ti racconto una storia». È così vicino che riesco a vedere il riflesso del mio volto nei suoi occhiali-bottone.

«Quando il feto si sviluppa nel ventre della madre, all'inizio è asessuato. O meglio, i suoi caratteri sessuali si formano in un secondo momento, diversificandosi dalla stessa materia prima, e si sviluppano il pene e il clitoride, che sono organi omologhi. In altre parole, così come gli uomini hanno i capezzoli anche se non gli servono, le donne hanno il clitoride perché gli uomini *devono* avere il pene, necessario alla riproduzione. Senza il pene, infatti, lo sperma non raggiungerebbe l'ovulo da fecondare, e perché lo sperma esca è necessario che l'uomo eiaculi, fatto che solitamente avviene proprio nel momento dell'orgasmo. Per lo stesso principio, le donne possono avere l'orgasmo perché gli uomini *devono* averlo. Ed essendo la funzione orgasmica maschile strettamente necessaria alla riproduzione, è stata codificata dalla selezione naturale in modo da assicurare la sopravvivenza della specie, e per questo bene o male ripropone sempre lo stesso copione, abbastanza semplice. Perché dev'essere efficace. Al contrario, la funzione orgasmica femminile non è stata codificata, perché non è *utile* ma solo *divertente*, ed è per questo che si manifesta in forme e modi anche piuttosto diversi tra loro. È per questo che non è sempre facile».

«Quindi non sono sbagliata?»

Sorride bonario. «L'orgasmo femminile è più complesso, ma forse anche più affascinante».

Il suo modo di fare pacato riesce a rilassarmi, infondendomi una strana fiducia, una specie di follia per cui tutto sembra possibile.

***

Il Dottore dice: «Poiché quello che conosciamo, crediamo e immaginiamo sul piacere lo condiziona, devi liberarti di tutto quello che sai di sbagliato. Scorretto. Errato. Per costruire un nuovo piacere. Un piacere che sia vero per te. Scrivi vergine ogni giorno il tuo libro dell'orgasmo. È dimenticando tutto che potrai imparare di nuovo».

R come Resettare orgasmi cinematografici in cui il piacere arriva sempre, nello stesso modo, come lo sbatter del ciak. S come Smagnetizzare nastri appiccicosi di fiabe in cui l'amore garantisce il godere.

Porto in bagno cumuli di riviste collezionate in cerca di una risposta. S come Sminuzzo nella vasca pagine che promettono miracoli, propinano spiegazioni plausibili, indicano direzioni verso cui sterzare al ritmo meccanico della freccia. Faccio uno scarabocchio di alcool su tutti i cartelli devianti e deviati che mi hanno fatta girare in tondo.

D come Debello titoli: «Sesso da paura», «Il piacere diventa super», «Guida al grande sesso con i consigli delle donne che lo fanno». M come Macero: «Diventare multiorgasmica».

S come Soprattutto debello: «I segreti per avere un orgasmo vaginale».

La finestra si apre di colpo, i panni stesi si riavvolgono impauriti sui loro fili, i capelli mi si rovesciano in faccia. Nell'aria volano le ultime pagine taglienti.

Le raccolgo una ad una, fino a ridurle in una massa costipata di saperi infetti, le accartoccio con disprezzo e le metto in fila, ad ammirare lentamente il proprio sterminio.

Accovacciata sulle piastrelle, allestisco meticolosamente il rogo dei miei dubbi. Dubbi che crescono sottopelle come peli incarniti da estirpare. Elettrocoagulare. Bruciare con il laser.

Frantumo le confidenze erotiche di Eva in pillole di diavolina.

Cancello con lo zolfo scopate di tre ore, 180 minuti senza riuscire a venire.

Riduco in trucioli il ricordo di cazzi lunghi venticinque cm che non hanno aggiunto niente alla dimensione del mio piacere.

Soprattutto, cerco di cremare tutte le volte in cui era perfetto con Lui e ho rovinato il finale.

Soffio sul fuoco per fare spazio a nuovi concetti, informazioni, nozioni.

Con le scintille negli occhi guardo le prime ceneri che si depositano come crisantemi in bianco e nero sul fondo della vasca.

***

Mi sto lavando le mani nella toilette dell'ufficio quando le ornitologhe – nell'ordine: la mogano, la platino e la nero mirtillo – arrivano in branco a rifarsi il trucco, munite di beauty case. Prima che io possa allontanarmi mi abbrancano, mi si fanno vicine vicine: «Ah. Ma ciao. Come stai?» Una di loro ha del rossetto sui denti. Nient'altro che ossa per spolpare altre ossa, penso. «Tutto bene grazie». Faccio per andarmene, ma la mogano mi tiene per il braccio: «Sai, ci sei sembrata un po' ombrosa, un po' più del solito, in questo periodo. Soffri sempre di insonnia? Guarda che occhiaie hai! Non lo vuoi un po' di correttore?» La platino mi tiene ferma la testa, scarabocchiandomi di rossetto fucsia. Sento l'odore polveroso del cosmetico che mi impasta la faccia. Non riesco a reagire. La nero mirtillo aggiunge: «Sai, non vorremmo che facessi brutta figura proprio adesso che stanno tagliando un po' di teste». Escono. E sul fucsia cola il nero di quel po' di mascara che mi ero messa stamattina. Cerco di pulirmi con la carta igienica e l'acqua, ma quando finalmente esco dal bagno sono ancora paonazza: proprio il momento giusto per incrociare il mio capo, che mi schiaffeggia con la sua solita aria di disappunto prima di passare oltre a larghe falcate di sdegno, seguito dal Collega-senza-nome.

Nel pomeriggio, lo incontro sul mio pianerottolo della pausa sigaretta. È un bel ragazzo, ma troppo leccato per i miei gusti, troppo manageriale, ingessato. Ha le mani in tasca, e quando mi vede mi tende la mano: «Perdonami, credo che non ci abbiano ancora presentati». Dice il suo nome, dico il mio. Sorrisi di convenienza, commenti sulla mia brutta giornata, sulle mie mansioni, sulle ornitologhe «che hanno la testa sempre sotto la scrivania, ma io preferirei vederla rotolare, mozzata». Poi aspirando gli chiedo: «E tu di cosa ti occupi?»

«Selezione del personale».

Quando decido di raccontargli l'accaduto, dopo averlo aggiornato sulle mie sedute dal Dottore, Lui va su tutte le furie, scattando dal divano come una recluta ansiosa di gettarsi nella mischia. Dice che è pronto a farmi giustizia, a difendere i miei diritti, costi quel che costi. Adoro questo suo modo di fare buono e brutale allo stesso tempo, mi eccita e penso che forse dovrei raccontargli le mie disavventure più spesso. Ma lo tranquillizzo, accarezzandogli la schiena sotto la maglietta bianca, allungandomi a baciarlo, assicurandogli che ho già iniziato la mia guerra di indipendenza.

***

I miei tacchi alti di vernice rossa mi fanno da apripista, quando entro in ufficio, seguiti da un tailleurino nero e stretto, una camicia immacolata e calze velate, che i colleghi notano molto prima di accorgersi che sono io a indossarle. Tutti mi salutano con buongiorno sorridenti e io rispondo «altrettanto». Le uniche a non sorridere sono le ornitologhe, mentre Selezione-del-personale mi guarda con aria perplessa. Persino il mio capo sembra più cordiale quando supero la sua scrivania per andare a fare – con grande soddisfazione – delle stampe per uso assolutamente privato.

L come Lezione di anatomia.

Il Dottore dice: «Il tuo corpo è la casa del tuo piacere».

Dice: «Se conosci la tua casa a fondo, il tuo piacere può diventare più grande».

Dice: «Se non conosci il tuo corpo non saprai usarlo».

Per esempio, una sera sono sdraiata sul letto fumando una sigaretta, leggendo i materiali che ho stampato su consiglio del Dottore, e scopro con grande interesse che il clitoride è un organo ben più complesso di quel nocciolo che si nasconde incappucciato e che prosegue all'interno del corpo con lunghe radici, che circondano la vagina, estendendosi per oltre nove cm. Che le sensazioni piacevoli e talvolta l'orgasmo che derivano dalla penetrazione non sono altro che una stimolazione indiretta del clitoride attraverso le attillate pareti della vagina, la cui tonicità è spesso direttamente legata al godimento. E che la capacità o meno di raggiungere l'orgasmo attraverso il coito, senza l'ausilio di ulteriori stimolazioni, è in alcuni casi determinata dalla distanza tra l'ingresso della vagina e il clitoride, stimolato dai movimenti e dagli sfregamenti coitali, e che questa distanza risulta performante quando è al di sotto dei due centimetri e mezzo.

Ma la mia curiosità vuole arrivare ancora più vicina, vorrebbe arrivare persino dentro alla conformazione della mia sessualità.

Mi piego a novanta davanti allo specchio vicino al letto, abbasso la testa fino a toccare il materasso e la affondo tra le lenzuola come uno struzzo. È sempre stata nella sabbia cercando di nascondere la mia verità tra un uomo e l'altro. Ma ora riemerge, si piega, sforzandosi in una curva aderente al materasso per permettermi di esaminare la mia anatomia inversa.

Un altro specchio è steso a terra e mi spia in mezzo alle gambe come uno sguardo tascabile che restituisce l'immagine del mio sesso ingrandita. Le mie gambe si piegano e si allargano ancora, finché i petali non si schiudono per rivelare la loro polpa più tenera.

La mia fica è un origami di carne rosa.

È opaca, tratteggiata con una matita sanguigna da sfumare con i polpastrelli, uno scrigno da cui rubare misteri spogliandoli con la scienza. Da confermare con prove empiriche. Ho bisogno del parere di un esperto.

Lui mi trova in vestaglia. La vestaglia cade di fretta dalle mie spalle e mi stendo sul letto.

Gli dico: «Dimmi. Dimmi con esattezza se è uguale a tutte le altre che hai visto». Analizzala a memoria. Confronta il mio campione.

«Con esattezza», dice «mi sembra del tutto uguale alle altre». E non so se sentirmi sollevata oppure offesa.

«Aspetta». Sezionami in parti uguali prima di archiviare il tuo vetrino.

Classificami secondo parametri precisi, in tassonomie di organi da esposizione, tassidermie tantriche di fiche disegnate a mano.

«Adesso guarda. Confrontala con queste e dimmi a che specie appartengo».

Una ad una, scarta le stampe di «tipologie anatomiche femminile» che ho preparato.

Scarta la donna danzante, che si muove nella mischia affollata con le sue forme medie. Scarta le piccole labbra grandi e rugose della donna bufala che sbuffa orgasmi lenti. Scarta la donna cervo che viene velocemente con il clitoride attaccato alla vagina come il naso alla sua bocca. Scarta la donna pecora con il clitoride incappucciato come un boia. Scarta la donna lupa con la vulva troppo stretta per i suoi istinti sporgenti.

Di loro, non restano che fogli accartocciati.

A me, non restano più contorni preconfezionati in cui infilarmi.

Ho solo quello che vedo. Ho la prova vivente da toccare con mano che la mia fica è una bestia rara, all'incirca uguale a tutte le altre, rafforzata dal verdetto dello specchio.

Due labbra carnose da baciare piano, composte, due labbra con una fodera più liscia e più scura. Due battenti di una piccola porta da tenere aperta con le dita in segno di vittoria, da spalancare come ali acerbe che hanno bisogno dell'aiuto di una mano per potersi spiegare. Due fette di frutta da succhiare fino al nocciolo, il muso di un cane da scuotere in pugno.

Due piccoli ventagli di pelle, più piccoli, per spettacoli esotici. Due inutili veli simmetrici, una vanità per fiori. L'abito striminzito da cui straborda un miraggio.

Un clitoride da ottomila terminazioni nervose per illuminare la città.

Una. Una vagina minuta chiusa come una campanella di notte. Una campanella che si apre ai rintocchi del sole.

Accarezzo amorevolmente la mia bimba, come una figlia già nata ma che ancora non riesce a piangere. Forse dovrei darle un nome. Mi hanno detto che bisogna dare un nome alle cose per imparare ad amarle.

***

Lui è sopra di me, e io invoco piano il suo nome, pronta ad attirarlo nella mia trappola, già mezza nuda. Mi bacia il collo, facendomi salire l'eccitazione alla testa, che stordita si piega sul bracciolo del piccolo divano, carica di fantasie. Le sue mani si spingono oltre, sembrano arrivare sotto la pelle e sento la sua erezione che sfrega sulle mie mutandine promettendo piaceri brillanti.

Squilla il telefono. «Lasciamolo suonare» e *La vie en rose* dà il ritmo alle nostre lingue, ai nostri insinuarci tra respiri lunghi. E di nuovo mozzati.

Il telefono squilla di nuovo. È Eva, che singhiozza istericamente mozziconi di parole, di «paure», di «figli», di «non so come sia successo». Lui mi guarda: «Ti aspetto qua. Posso farmi un panino?»

Un quarto dopo sono nel bagno di Eva, che piscia piangendo su un test di gravidanza che per il calcolo delle probabilità è già positivo. Soffiandosi il naso cerca di sdrammatizzare dicendo «è solo la mia prima gravidanza indesiderata».

«Eppure sembra che tu l'abbia desiderata eccome, almeno prima». Mi abbraccia, sporcandomi il golfino di moccio. Tira su col naso.

«Spero solo che sia il figlio di una bella scopata». Poi scoppia di nuovo a piangere.

E io penso alla potenza con cui una sola notte di sesso può cambiarci la vita, a come l'ha cambiata a tutti nell'istante del proprio concepimento e a come l'ha cambiata a me, facendomi nascere e morire svariate volte.

Ma Eva incinta è un mito che crolla. È l'esatta e inevitabile corrispondenza tra cause ed effetti, è la ruota della fortuna che gira, è il presagio di un mutamento epocale.

***

Ho inchiodato alle pareti foto con gli angoli piegati dal sole e dal tempo. Un museo tinteggiato di viola per conservare icone femminili sottovetro da cui trarre ispirazione. Un mausoleo dedicato a donne intrappolate dall'istantanea del loro sorriso. L come Lapidi di carta rettangolare a cui portare fiori e omaggi di sguardi. N come Nostalgie. O come Occhi che vorticano all'indietro per guardare il passato proiettato sul fondo liscio del mio cranio. Ossa incastrate sulle loro fratture.

Marilyn Monroe è nuda e socchiusa tra le lenzuola bianche. Le sue braccia sono grigie, grigie da colorare a matita di rosa chiaro, i capelli sono nuvole di cheratina da pennellare di platino in crema, la bocca da mordere di rosso sangue.

Kiki de Montparnasse, nata Alice Prin, musa e puttana con le chiavi di violino tatuate sulla schiena. Un corpo da suonare con un archetto massiccio, con pizzicotti di dita spesse, tenendolo tra le gambe come un contrabbasso di legno tenero in cui infilare le unghie.

Bettie. Bettie Page. La trasgressione incosciente di una bambina. La pulzella che impugnava la frusta senza sapere quanto fa male. La crisi mistica di un'innocenza infranta. La purezza del desiderio ciclostilata in un paginone centrale.

Inchiodo lo sguardo sulla donna grassa seduta di fronte a me. È una chiatta di carne molle e biancastra, grumosa, una schiuma densa attraccata alla riva del fiume. La corrente elettrica del treno la trasporta senza che lei se ne accorga, mentre ficca il naso nella piega del libro e rannicchia le dita tozze dei piedi nei sandali stretti. La copertina del libro piegato tra le sue mani ha la forma di un culo. Il suo culo grasso in cui affondare e seppellire ricordi d'infanzia. È una balia dal seno enorme, una nave ammiraglia da seguire in cucina, attaccati al suo grembiule come barchette di carta che si fa fottere senza problemi dagli stallieri perché è una vacca sterile.

Quella ragazzina, invece, fa pompini nei bagni della scuola. Poi corre al distributore automatico in fondo al corridoio a comprare un pacchetto di cicche. Le mangia tutte assieme, si riempie la bocca come una volpe affamata, le sue guance scoppiano di freschezza e di giovani prede. Ma nell'angolo della sua bocca è rimasta una piuma di gallo. Un pelo arricciato dai capricci, incollato con lo sperma. La sua autostima ha un orgasmo di popolarità ogni volta che deglutisce.

Quell'uomo poi, quell'uomo ha una cravatta regimental che in realtà è gialla perché gli piace farsi pisciare sul petto. Quel vecchio con la faccia da cane ha amato solo una donna nella vita. La vecchia che gli sta a fianco.

Lei, invece, l'ha tradito con una collega quando non portava calze color fumo di Londra e vestiti sintetici con le ortensie. La vecchia ha sempre amato, ha sempre amato entrambi come due piaceri diversi tra cui non si sa scegliere. Si possono solo alternare come la notte e il giorno. La vecchia si tocca ancora pensandoci, pensando alla sua collega morta mentre il marito va in farmacia a comprare maracas di confetti blu. La sua vagina è ancora nel fiore degli anni.

Pausa. Casino. Vedo.

Donne che scendono. Donne che vengono. Arricciano il naso, digrignano i denti, inarcano il collo in un arcobaleno di vertebre, strizzano gli occhi, li aprono come passaggi a livello, tende di pelle retrattile che scattano e sorprendono l'adulterio appassionato degli istinti più osceni.

No, non devo essere la sola ad avere un segreto.

***

Mentre vago tra le corsie del supermercato continuo a pensare a Eva, a Lui che mi ha sussurrato che un giorno vorrebbe un figlio con me, a me che ho sorriso per nascondere una certa carenza di risposte pronte, a Lui che non sembra nulla di ciò che è, a me che amo guardarlo mentre si muove, per vedere in trasparenza il suo cuore che batte, il sangue che pompa, quello che sente e pensa e vive. Poi di nuovo penso a Eva, e alle sue tette che diventeranno ancora più gonfie, a lei che ancora non ha deciso cosa fare e vorrebbe tanto che fosse qualcun altro a dirglielo. E poi penso...

Una volta Lui mi ha chiesto di spruzzarmi la panna montata sui capezzoli e di farmeli leccare. Mi ha chiesto di spruzzarla sulla punta del suo cazzo e di leccarla lentamente. Poi ha fatto lo stesso tra le mie gambe e ha usato il grasso burroso della panna come lubrificante. Ha detto che era un godere più morbido.

Quella volta che l'ho succhiato con la bocca piena di champagne, invece, mi ha detto che bruciava un po'. Io l'ho ingoiato anche se non mi piaceva. Lo ingoio sempre quando andiamo alle feste dei sui amici, butto la testa indietro e lo faccio arrivare direttamente nello stomaco, cercando di non toccare con la lingua il sapore acido e salato delle uve secche. Sorrido. Mi chiedono: «Ti piace, ne vuoi ancora?»

«No grazie». Dicono: «Non essere timida» e mi riempiono il bicchiere. Continuo a sorridere. Continuo a ingoiare.

Poi barcollo sui tacchi cercando un cesso in cui vomitare.

Con la testa infilata nel frigo sistemo la spesa e penso.

Penso che ho comprato del cibo che non ho voglia di mangiare. Penso che ne ho comprato più di quanto serva al mio stomaco. Penso a mia madre che rincasava con le borse cariche e la mia piccola mano attaccata salda alla sua gonna smeraldo.

Penso che dovrebbero smettere di dirci bugie. E che troppo spesso ho lasciato che fossero gli altri a dire la verità sul mio conto.

***

Eva mi dice che stando ai suoi calcoli – piuttosto precisi, visto che annota ognuna delle sue scopate – il padre del suo forse-figlio dev'essere il tipo del bancomat. «Te lo ricordi?» Le dico di sì, ma lei mi sottopone lo stesso il ventaglio di tutte le possibilità. «Quello dell'ascensore no. Quello nel bagno della discoteca neanche. Il mio amante del mercoledì? Mmmh forse. Ehi, sai che una volta, al mare, l'ho fatto sul pedalò?»

Sembra ancora che giochi a celo-manca, come se volesse solo completare un album di figurine, non più di principesse e pony, ma di membri maschili.

E io, che un po' l'ho sempre invidiata per tutte le sue avventure romanzate, sento che ora mi basta quello che ho.

***

Le suole si staccano appiccicose dal terreno, chiacchierano passi sulla strada di casa.

I cancelli del parco si stanno chiudendo, hanno già aperto gli idranti per nutrire l'erba di primavera. L'acqua vortica nell'aria, come pioggia meccanica che rende lucidi i fili verdi al tramonto. Poi scende dalle dune erbose con piccole radici liquide, riempie gli spazi smussati tra ciottoli a valle, impregna il terreno biancastro del selciato poco a poco, cogliendolo alle spalle, facendolo diventare cremoso per pitturare d'istinto le mie scarpe di tela.

Come un fluido vitale in scala di grigi.

Una guardia mi lascia passare tenendo aperta l'inferriata aguzza con un dito, mi avrà vista passare, mi avrà spiata con le telecamere nascoste nei nidi, in alto sugli alberi di metallo che non hanno rami. Mi osserva mentre mi allontano, sento il cancello che cigola alle mie spalle, sottile come il grido di un serpente che ha perso la sua preda, mordendo al suo posto solo la fame. Sono fuori, sono uscita, sono scappata. Prima dall'ufficio, dissolvendo in fretta la mia nuova compostezza lavorativa, poi dallo studio del Dottore, per dedicarmi a un nuovo meticoloso studio pratico, per cercare la mia verità su un'altra leggenda di scienza.

Un giorno, le congreghe di medici hanno scoperto un giardino segreto, un giardino di fontane e ninfee dove le donne si pettinavano i capelli e si lasciavano navigare dal fiume. L'hanno scoperto, i dottori, e lì hanno portato i loro strumenti e i giornalisti con le loro penne sveglie e i fotografi con i loro bagliori accecanti. Sorridevano della loro grande scoperta, e raccontavano di rovi e draghi da dover affrontare prima di trovare una piccola porta per accedere al giardino del piacere, una porta così piccola da essere un punto. Un punto che hanno chiamato G.

Il *maledetto* Punto G.

Ma solo l'immaginazione si può infilare in un punto, solo la fantasia lo può dilatare. Solo il presente lo può abitare. Un punto non ha dimensioni.

E così il giardino con la piccola porta puntiforme è diventato una leggenda, una leggenda a due dita e due passi dall'ingresso del palazzo, una battaglia per missionarie messe in croce dal dubbio che quella piccola porta puntiforme non esista affatto, che quella porta esista solo per poche regine, schiave e cortigiane, lasciando le altre donne a cercare invano la loro, brancolando le mani tra le spine.

Il Dottore ha detto: «Se non riesci ad aprire una porta non vuol dire che la porta non esiste.

Vuol dire che non è lì, ma in un altro punto del giardino. Oppure vuol dire che non stai usando la chiave giusta, magari che la stai girando per il verso sbagliato. Oppure che prima devi lubrificarla a dovere. Ma bada: anche quando riuscirai ad aprire quella porta, non è detto che ti troverai nel tuo giardino del piacere».

«Però voglio provare».

Il portone del mio palazzo mi fa entrare veloce nell'androne fresco. Salgo le scale traballando sul marmo e con due mandate la mia piccola dimora è illuminata da una lampada, una vagina lunga e morbida con le pareti in carta di riso.

Arriccio le tende: voglio vedere il sole che si spegne nello specchio. I vestiti si ritirano piegati nell'armadio e le lenzuola si rivoltano ai piedi del letto. Sono una palpebra aperta per guardarmi dentro.

Le dita escono dalla mia bocca oleate, guizzanti. Sono come ferri caldi, intrepidi, sono sonde percettibili per esplorare gli interni molli di una grotta di roccia umida. Viscida. Il Dottore mi ha spiegato come fare. Mi ha insegnato l'alfabeto Morse da battere con indice e medio. Mi ha detto che non si può scardinare un paravento. Che bisogna chiuderlo piano, soffiando l'aria fuori dagli angoli.

La mia serratura è stretta, le sue lamelle delicate. Bisogna scassinarla con la dedizione costante e levigata di un artigiano. Farla saltare a pressione, con colpi ritmati, precisi battiti di un metronomo, farla scattare piano, facendo saltare uno a uno i suoi denti piatti, senza allertarla, senza incepparla con sensazioni confuse. Per trovare la serratura devo cercare un tessuto ruvido come la lingua di un gatto.

Adagio, bisogna fare adagio. Bisogna appoggiare i polpastrelli sui tasti del pianoforte senza fare rumore. Bisogna operare con cautela, con un'attenzione che prude come sudore sulla fronte, con movimenti sottili come le zampe di un insetto. Bisogna afferrare l'inghippo e scipparlo lentamente dalla sua morsa addormentata.

Ecco, il punto è tra le mie dita, cerco di ammorbidirlo con il calore delle mani, con sfregamenti lenti e profondi, con respiri che salgono e scendono dal diaframma. Lo stringo, è mio, posso sentirne la pelle d'oca. Sento un brivido magnetico che mi commuove. Sento l'affondo rovente di un'iniezione di verità.

Io. Io non so chi sono. Perché non sono quella che volevo essere.

***

Sul comodino c'è una foto di noi due, in una qualunque sera speciale. Sorrisi limpidi, la voglia di osare, il bene, la notte, le brioche calde, le risate, i piccoli litigi, pensieri ombrosi rischiarati da un bacio, passeggiate sollevando le foglie, parole che frusciano, vestiti che strisciano e poi restano, vuoti, sul pavimento. Penso a quando m'immaginavo donna di mondo, sola ma circondata di amanti trovati per caso, mentre adesso voglio una vita con

Lui. Penso che volevo fare la pittrice e sono finita a fare l'impiegata. Penso che ho un amore meraviglioso – solo *meraviglioso* – e che negli ultimi mesi sono quasi riuscita a farlo avvizzire.

Gli dico solo due parole: «Vieni, stasera».

***

Se non so chi sono, non so cosa mi piace. Se non so cosa mi piace, non so cosa desiderare. E non so come godere. Logico. Lineare come il filo che imbastisce i miei organi interni. Sesso, cuore e cervello. Ordinati. Sequenziali. Vasi organici comunicanti.

La piccola vasca d'acciaio del lavello comunica solo con il piano di formica. L'acqua supera il livello di allarme, si allarga sulla superficie bianca, scende in lacrime ripide giù dai pensili fino a inzuppare il tappetino. Io asciugo. Tampono. Rimetto tutto al suo posto.

Il Dottore mi ha detto di fare spazio. Mi ha detto: «Elimina tutto quello che non ti appartiene, arriva all'essenziale per trovare il tuo nucleo». Mi ha detto di espellere tutti i corpi estranei dalla mia vita. Scartare. Pulire.

E così strofino il pavimento con uno spazzolino da denti dalle setole sfondate, lo strofino con movimenti abrasivi e circolari per stanare lo sporco dalla fughe tra i listelli, tra il liscio delle piastrelle. Sono muffe resistenti come patrioti che si annidano in schemi perfetti, tirati a piombo. È una griglia su cui costruire un'anima, una graticola in cui arrostire spiedini di organi, cuori cotti ben al sangue.

Mi avvicino al letto. Metto le lenzuola di cotone

spesso, storie di stoffa che si tramandano da generazioni. Catturo gatti di polvere anche da sotto, dove sappiamo che si nasconde, dove sa che non andremo a cercarla. Ignoriamo lo sporco finché non dimentichiamo le cause delle nostre allergie. Come si può essere allergici alla polvere?

Serve qualcosa di più forte. Più radicale. Più incisivo. Servono detersivi miracolosi che ci facciano ricordare con uno spruzzo – piccole dosi, dosi millimetrate – quanto ci siamo sporcati. Emozioni potenti per tornare alla carne viva.

Serve un diluente in cui affogare colori troppo densi, contraffatti. Serve un solvente per sorrisi smaltati. Serve lucidare per vedere il calcare che ormai si è formato e imparare.

Fazzolettini, mozziconi di sigaretta, cotone, struccante, acqua calda, sapone. A me non piace lavarmi dopo aver fatto l'amore con Lui. Voglio che il suo distillato mi rimanga addosso. Non mi piace nemmeno aprire le finestre per poter continuare a stordirmi con l'ossessione olfattiva del nostro sesso.

Ma qui in casa non c'è traccia di Lui, non ancora. Dividiamo lo spazzolino, anche se non si dovrebbe. Le sue tracce le ho infilate sottopelle, così che non possano essere mai lavate.

Le mie cosce chiare sembrano più grandi immerse nella vasca. Le dita dei miei piedi smaltate di carminio sono anemoni che si sgranchiscono tra le onde. La peluria sul mio monte di Venere è una spugna che vuole assorbire il pulito. Sono immersa in una sfera di cristallo. Solo i capezzoli e il mio naso spuntano, piccoli promontori su cui aggrapparsi a respirare.

Ho sempre sognato – da bambina, quando non ero lunga come ora e sprofondavo nella vasca – di essere una sirena con squame di paillette rosse per respirare qualcosa di più denso dell'aria. Lasciarmi trasportare dalle correnti, correnti da domare a colpi di pinne, correnti a cui cambiare direzione. Correnti da bucare per raggiungere un fondale più buio. Immobile. Limpido.

Il Dottore ha detto: «Se vuoi capire il passato, osserva il presente. Se vuoi anticipare il futuro, osserva il presente».

L'acqua è torbida di saponi sciolti, non riesco a distinguere il corpo dall'ombra. Devo aspettare che la schiuma si dissolva per poter vedere. Devo avere pazienza, lasciare che la muta faccia il suo corso, costruendo una pelle nuova. Devo lasciare che le cellule morte si depositino fino a formare un atollo grigiastro sul bordo della vasca. Come corallo. Frammenti da infilare in collane per non dimenticarci da dove veniamo.

È tardi, tra poco Lui starà arrivando. E i miei pensieri si disperdono, gorgogliando assieme all'acqua sporca, giù nello scarico.

***

Sto lavorando, mentre la platinata passa sculettando davanti alla mia scrivania e dice: «Ti aspettano nella saletta piccola. Per un colloquio».

Le mostro i denti, prendo una penna con cui giocherellare, mi sistemo la gonna.

Apro la porta. Seduto a una scrivania spoglia, Selezione-del-personale mi sorride e mi fa cenno di sedermi. Sento il rumore di un tasto che viene premuto. Poi inizia amichevole, ma mi dà del lei. Si schiarisce la voce. «Dunque, l'ho chiamata per conoscerla meglio, visto che qui mi occupo delle risorse umane» blabla «e il mio compito è quello di verificare le esigenze dell'organico. In rapporto a quelle dell'azienda, è ovvio». Sorride ancora ma non mi guarda negli occhi, un po' più giù. Ho il dubbio che mi stia fissando il seno, ma i bottoni della camicetta sono tutti allacciati. Sta osservando come muovo le mani. Raschia di nuovo. Beve un sorso d'acqua. Chiede «Ne vuole?» incespicando un poco.

«Dunque, ora le farò alcune domande sulla sua posizione aziendale, e qualche domanda personale per conoscerci – conoscerla – meglio».

Mi fa domande a raffica, anche alle risposte che conosce già dalle pause sigaretta.

«Lei come crede di essere considerata dai colleghi? Come una persona mite e tranquilla. O piuttosto grintosa e aggressiva? C'è stato qualche grosso cambiamento di recente nella sua vita? Ha intenzione di avere dei figli? È sposata? Fidanzata? Single?

Cosa ne direbbe di un trasferimento?»

***

Il Dottore dice: «La mappa non è il territorio». Un territorio sconfinato, misterioso, forse insidioso perché sconosciuto. «L'ignoranza mi terrorizza» dico al Dottore. Io soffro di vertigini. Ho paura del buio troppo pieno di vuoti. Lui mi guarda benevolo, spingendo le parole nell'aria a incoraggiarmi. Dice: «Quello che sai non è tutto quello che sei. Quello che hai non è tutto quello che potresti avere, e in definitiva i percorsi che conosci non sono tutti i viaggi che puoi fare».

Il mio corpo è un territorio da costruire, da adornare con palazzi, case sugli alberi e palafitte, alberghi a ore, strade, gallerie, gazebo ombrosi dove starsene al soffio fresco dell'erba, eccitata dal sole e da mille idranti.

Il Dottore chiede: «Quanti tesori ci sono nel tuo corpo, che non hai ancora scoperto? Hai mai provato a cercarli, hai mai battuto nuove strade? O piuttosto ti sei sempre accontentata di una familiare villeggiatura?» Chiede: «Hai mai goduto semplicemente del panorama? Del viaggiare, invece che della destinazione?» e resta a guardarmi, rettile: lo sfregare lento delle sue mani contiene l'eccitazione prima della partenza, prima che la sirena a vapore canti i suoi strilli, prima che gli ormeggi vengano lasciati.

Le mie dita ora scodinzolano, sono pronte a tuffarsi nella mia vagina come un pennino, per intingersi di inchiostro e scrivere la geografia del mio piacere, per scoprire un continente dimenticato dove inventare metropoli in cui far immigrare istinti sporchi e aristocrazie debosciate, dove aprire acquedotti e disegnare strade infinitamente ramificate, reti, un mosaico elettrico, elettrificato. Userò pensieri e brividi per scavare una galleria di luce dal mio cranio fino alla bocca della bestia che ho tra le gambe.

***

Ho voglia di un nascondiglio in cui spogliarmi. Ho bisogno di bianco, di bianco luce da sporcare schizzando piscio, lasciando tracce della mia identità. Ho bisogno di nero in cui imprimere il positivo opaco delle mie secrezioni.

Da sempre, l'unico luogo in cui mi sembra di riuscire a ritrovarmi, a diventare me stessa – selvatica, vera, persino bella – è una camera in affitto di qualche motel, che abbiamo preferito al rassicurante letto di casa, sia il suo che il mio, ogni volta che volevamo metterci le carni addosso. È in queste camere dal sapore antico, tappezzate di broccati e dalle vasche idromassaggio per due, tra queste lenzuola inamidate, pronte da disfare che riesco a creare piaceri più intensi, brividi più *pericolosi*, protetta da rassicuranti pareti insonorizzate, in cui posso lasciarmi andare, gridare gemiti più forti. Sentendomi un'amante, una fuggitiva, assaggiando pieno il gusto della trasgressione. Ma è in queste stesse camere che a poco a poco ho perso il mio orgasmo.

Sapevo che il Dottore avrebbe pensato anche questo: ormai è diventato il mio grillo parlante, il riflesso più saggio dall'altra parte dello specchio. Il suggeritore a lato del palco. E la camera che lui ha riservato per me – per noi – è perfetta. La luce è sempre uguale, monocromatica, magenta, camuffata dalle tende dietro cui si consumano gli amplessi.

Per quattro ore, per quattro giorni in quattro settimane, questa camera di motel sarà la nostra isola. Sarà il nostro spazio senza tempo per un intero ciclo lunare, condensato nella tariffa standard. Sarà il campo base da cui partire per le nostre esplorazioni. Un accampamento in cui rifugiarci e respirare forte dopo la corsa. Prendendo dal minibar un alcolico in miniatura, riempiendo i posacenere. Gli sono così grata per il suo accompagnarmi in questo viaggio.

L'obiettivo è: conoscere, scoprire, sperimentare e ampliare la varietà delle mie – delle nostre – sensazioni corporee, scovando nuovi piaceri. L'unica regola è: non arrivare all'orgasmo. Se succede, dobbiamo lasciare la camera. Anche dopo solo cinque minuti.

Dalle 10 alle 14, ogni domenica mattina, partiamo alla scoperta del mio corpo, del suo, degli infiniti modi in cui posso – possiamo – inventare il piacere.

Faccio scattare la serratura magnetica. Ci baciamo appoggiati al muro mentre si richiude alle nostre spalle, poi gli sorrido e mi metto a saltare sul letto. Taciturno come al solito, specie in un orario che per lui è prima mattina, anche Lui è contento di essere qui, come all'inizio. Da quanto tempo è che non lo facevamo?

Torno da Lui, ci svestiamo lentamente a vicenda, incrociando sguardi e respiri. Poi lo prendo per mano e Lui mi segue sul letto. Stiamo entrando nella foresta dove potremmo scoprire nuove varietà di bestie, fiori e frutti.

***

Il mio corpo è una terra da far esplodere in terremoti, è un microcosmo da tradurre in metropoli ramificate di connessioni nervose sotterranee, da collaudare per farle funzionare a pieno regime. Sono condotti, passaggi segreti che si snodano come vie di fuga nel sottosuolo di una città globale, verso la natura.

Nella nostra domenica, sono le carezze e i baci a regalarci tormento. Le dita marciano in avanscoperta, una volta affondando, una volta sfiorando con le unghie, le lingue sondano vellutate e umide fino a sfiorare radici nervose, sensibili, leccano un allucinogeno stillato dal dorso di un animale magico. Le labbra afferrano piano tutte le sporgenze, per poi azzardare morsi sempre più larghi, e i polpastrelli picchiettano, piovono, e la mia pelle si dilata con grandi sospiri, amplificando i pori in cerchi concentrici, trasformandoli in piccole vagine da innaffiare. I palmi poi si schiudono per offrire e ricevere un dono inaspettato, facendomi sussultare, scorrendo lenti ogni superficie. I capelli, le palpebre, i capezzoli, le vertebre, le natiche e le cosce, risalendo poi le insenature dei fianchi. Osano solo sfiorare la polpa turgida dei sessi. E il solletico mi assale quando Lui mi tocca in modo troppo, troppo leggero – come se ne volessi di più, ancora – come una libellula, come pesci che arrivano con le loro bocche a brulicare il velo sottile dell'acqua. Bucando una sottile membrana. Arrivando dentro.

I nostri corpi nudi sono immobili, distesi l'uno sull'altro e respirano all'unisono, riempiendosi a vicenda di ossigeno. E il nostro contatto crea un'attrazione potente, un magnetismo rovente che a ogni fremito e ogni movimento, a ogni soffio di fiato solleva minerali preziosi ed erezioni, inarcando il mio corpo come uno scheletro d'acciaio, trascinando sottopelle la struttura metallica dei nervi che tirano dal ventre più basso.

Poi il contatto continua all'interno, unisce i nostri cuori e le menti e ci permette di sentirci e ascoltarci a vicenda, mimando le emozioni con le fluttuazioni dei corpi, usando un linguaggio troppo primitivo per una comprensione razionale, e c'è sempre qualcosa che riesce a sfuggire. Che sempre continuiamo a cercare.

***

Siamo distesi nel letto come una diagonale nuda sul materasso, come due frecce che corrono in direzioni opposte, Lui sfila una piuma che spunta dalla federa bianca. Fa danzare la punta di seta spostando la polvere dal mio corpo, creando vertiginosi vuoti d'aria. Poi inizia a parlare. Delle sue cicatrici, di quanto l'avesse ferito da bambino il furto della sua macchinina preferita, del perché gli piaccia tanto guidare – «per allontanarsi e non pensare più a niente» – per riavvicinarsi a quei momenti in cui non aveva pensieri e i problemi erano solo la scuola che andava male, troppo male per volerla continuare. E poi mi racconta di quanto fosse stata dura rimettersi a studiare frequentando un corso serale quando già lavorava, dormendo quattro, forse cinque ore a notte, che gli piacevano Proust e Joyce e che della matematica ha continuato a non capirci un cazzo, di quanto avrebbe voglia di tornare in quel ristorantino sul mare, dove una volta ha quasi fatto indigestione di cozze, che ha voglia di andare in vacanza, ma non quando ci vanno tutti, e vedere l'alba, fare cose come i falò sulla spiaggia, di quanto lo aiutino a sfogare un qualcosa le corse a perdifiato, ogni mattina. E della calma che gli infonde usare le mani per aggiustare «le cose». Le situazioni, le apparecchiature elettroniche. Gli dico che lo amo per questo, per come mi sa riparare, per la cura che usa toccando ogni cosa.

Gli accarezzo i piedi, li accarezzo con una guancia, strusciandoci la faccia come una gatta. Di tanto in tanto li lecco e Lui geme e si dimena un poco. Hanno un buon odore, non un profumo, un odore di passi e spinte e salti. Giocherello con le dita mentre Lui mi accarezza il polpaccio. «È una delle parti che noto in una donna», mi aveva detto una volta. La carezza non si placa, passa a raccogliere la morbidezza dei suoi piedi anche dietro i talloni, dove un adulto normale sarebbe ruvido e incolto. Ma Lui ha ancora i piedi di un bambino che ha corso sempre e soltanto sull'erba del mattino.

Il Dottore ha detto: «Non c'è nessun posto in cui tu debba andare, nessun obiettivo da raggiungere. Cerca solo il piacere di ammirare i dettagli, le sfumature. Non venire, non adesso che ti stai esplorando. Pensa solo a vagabondare».

Ci frughiamo, cercando di assorbire questa sensazione sui polpastrelli, trafugandola di nascosto come una cleptomania, lasciandoci guidare dai nostri nasi, inebriandoci delle sfumature diverse di ogni angolo di pelle. Delle ascelle che si spiegano ampie, dei sessi selvatici, delle nicchie che sprigionano droghe olfattive impercettibili da assumere irragionevolmente, solo d'istinto. È sdraiato dietro di me, quando entra.

Infila sussurri, inventando di gusto piccole oscenità, fantasie erotiche, parole forti che ci scambiamo con le teste appoggiate sul cuscino.

***

Il ronzare sommesso del vibratore – sulle alture elettrificate del seno, nelle profondità affamate del mio ano, sulla superficie spoglia della mia pelle – infligge l'estasi di un voltaggio che fluisce senza raggiungere mai il punto di fusione, alterando la naturale percezione della realtà e questa velocità, questo scorrere ripido di sollievi e stupori, cancella a poco a poco confuso lo scopo e le regole della nostra esplorazione. Se lo faccio scorrere sopra il tessuto delle mutandine posso sentire le contrazioni ripetitive dei miei tessuti che oscillano e ondeggiano elastici, riprendendo l'equilibrio. Non vengo, non ancora. Mi trattengo con impegno e diligenza, puntando i piedi in un enorme sforzo di concentrazione. Così come quando Lui scivola dentro – a volte lentamente, a volte quasi all'improvviso, come se ci cadesse per caso o per necessità – alle falle umide del mio corpo, sperimentando tutte le inclinazioni delle dita, delle lingue e dei sessi e di tutti e cinque i sensi, inventandone un sesto, scoprendo di volta in volta variazioni più audaci, connubi azzardati di tenerezze e gesti violenti, ispirando un delirio mistico di muse.

Dimentico così a fondo perché siamo qui – la nostra partenza, il nostro arrivo a destinazione – che quasi per distrazione rischio di inciampare. Di arrivare all'orgasmo. Mi fermo sempre appena in

tempo, e ogni volta un po' dopo, per la tentazione
– incosciente, imbecille – che mi spinge, che mi fa
arrivare così vicina, così vicina all'orlo del burrone.

Piano piano, durante le nostre esplorazioni,
imparo a riconoscere l'odore del piacere. Divento
sempre più abile nel seguirne le tracce, nel percepire il suono lontano dei tamburi, della rugiada
che si addensa su una foglia vicina al mio orecchio,
dello sferragliare chiassoso del carrozzone del circo, che la farà cadere.

***

Una goccia di rosso magenta cade dal pennello sul
parquet, a cavallo del cartoncino bianco. Lo raccolgo con un dito e nella concentrazione di osservare il
dipinto lo appoggio sulla bocca, disegnando tenere
labbra da geisha. Ho dipinto un uccellino, un bouquet, un sassofono, che stanno composti, racchiusi
all'interno di un cuore da cui sembrano uscire melodie di profumi. Lo stendo sullo stendibiancheria
con piccole mollette di legno, per farlo asciugare.

Apro il mio blocco. Oggi ho disegnato mentre
ascoltavo il canticchiante segnale di attesa della
Direzione C'è un volto di donna, frontale e neutro,
lo stesso che ho riprodotto per anni, a cui manca la
parte sinistra. Non sono mai riuscita a completarlo, come se non riuscissi a percepirne la vera forma
ma solo a intuirla sotto il velo bianco del foglio,
come se fosse qualcosa di troppo perfetto per poterlo raffigurare, tratteggiare, schizzare. Come se
in fondo quella metà mancante fosse molto più
grande della sua immagine reale.

***

Oggi voglio andare da Lui indossando una gonna svolazzante di fiori e regalargli un mazzo di baci rossi sulla bocca. Voglio fare un pic-nic con la notte che brilla negli occhi. Ho voglia di fare cose pazze, follie che fuggono dai legacci delle camicie di forza con la potenza di pensieri illogici, ma completamente sensati nei loro deliri. Ho voglia di cantare a squarciagola per la strada e gridare in cima a una collina spenta. Ho voglia di ubriacarmi, ho voglia di essere sciocca e dimenticare di mettermi le mutandine.

Le ho lasciate lì, a cavallo del cassetto. Era da tanto che non lo facevo. Così se vogliono possono buttarsi sul pavimento e provare a rincorrermi, a infilarsi tra le mie gambe al posto del vento che mi solleva la gonna e mi scopre le gambe di maggio. Respiro al contrario, l'aria sembra piena di elio e la mia voce si stira verso l'alto quando entra nella mia vagina e poi esce dalla mia bocca a espirare libertà come un innocente appena uscito di galera.

Se indossassi i pantaloni – freschi di lavatrice, rigidi, ben induriti dall'asciugatura – sentirei la cucitura interna del cavallo che sfrega ruvida sul mio clitoride e a poco a poco si bagna. Se fosse inverno mi infilerei in una guaina di nylon che tenga insieme il mio corpo – le natiche piene, le grandi labbra compatte, ancora chiuse, polpose – come una sutura posticcia.

Cosa penserebbe mia madre sapendo che non ho niente sotto? Mi direbbe che non sono una brava bambina, mi direbbe «che sciocca, hai sempre la testa per aria!», come quella volta che ho dimenticato di mettere le mutandine sotto i collant quando andavo all'asilo un giorno che mi ero voluta vestire da sola, come se già – senza filtri – sapessi quanto mi avrebbe eccitata. Mi direbbe con quei suoi occhi ampi e sgranati: «Ma non te ne sei accorta?» avvertendo il presagio di una sessualità precoce.

E cosa penserebbe Lui se con un sussurro dicessi che non indosso le mutandine?

Mi basta questo pensiero per sentire il mio serbatoio traboccare di liquidi infiammabili e raccoglierli in una pozzanghera arcobaleno.

Basterebbe lo schiocco di un fiammifero lontano, una parola, l'ombra di una mano, per farmi incendiare.

Ondeggio i fianchi, camminando sulle punte delle mie scarpe alte, volando rasoterra, alleggerita dal peso inconsistente di un piccolo pezzo di stoffa: una zavorra abbandonata per poter sbandare, per inibire i controlli, per avere il coraggio e l'orgoglio di gettare l'amo del mio corpo da addentare, sperando che Lui – al mio arrivo, quando mi abbraccerà e passerà la mano sul retro della gonna – possa abboccare.

Assaporo gli sguardi che immagino sulla mia pelle, calcando i passi, lasciando che anche la polvere possa sbirciare dal basso la mia bellezza di oggi. Anche in ufficio se ne sono accorti che avevo un'aria diversa, chissà se l'hanno annotato nel loro fascicolo. L'ho fatto apposta, per sfregio, perché il mio segreto non era per loro. Pregusto la rotondità del mio profumo che sfugge maturo dai petali, raccolto come in un'ampolla nella mia gonna.

Passeggio per le strade, sfuggendo trasognata tra

i bar e le vetrine dei negozi del centro. Ho voglia di comprarmi dei vestiti nuovi di cui non ho bisogno, solo perché mi piacciono, perché sono già miei. Abiti inutili da usare solo per potermi spogliare. Pantaloni che si fondano alle mie gambe. Delle calze a rete. Un costume lungo, magari, da zingara, una muta da sfilare come un serpente a sonagli.

Cammino attraverso il parco, verso la stazione. Piano piano divento volatile, mi sembra di perdere le scarpe, i bottoni e di sentire la mia camicia che si slaccia, lasciandosi alle spalle molliche di plastica che si seminano per terra. Saluto le piante nei vasi, le fioriere ai balconi, gli steli coraggiosi che hanno bucato l'asfalto. Saluto i cespugli confusi, irrequieti, che senza lamentarsi fanno nascere le loro gemme ai lati delle strade, in culle di cemento sbeccato. Gemme turgide che non si vergognano di essere nude. Da quel verde sta per spuntare un'anima bianca. E penso che è dalla merda, è dalla merda che nascono i fiori.

***

Sono in un bar all'aperto, ore 18.30 circa, poche nubi, cielo terso. Mi accendo una sigaretta ed Eva sventaglia con la mano per allontanare il fumo. Imito il suo gesto, le chiedo «Scusa, ti dà fastidio?»

Mi dice che ha smesso, che ha deciso di tenere il bambino. Che lo alleverà da sola, come già sua madre ha fatto con lei, confermando la tendenza di un karma difficile. Dice «Non pensavo di avere un istinto materno» solo una tendenza a collaudare possibili papà. Per la prima volta da quando la conosco non sembra concitata, alterata, ansiosa di parlare. Racconta e basta, dice «È tempo di cambiare». E leggo una quieta dolcezza insolita sul suo viso. Le prometto che le farò un ritratto, quando avrà il pancione.

***

Dicono che ogni arrivo sia una nuova partenza.

Ogni mattina, quando arrivo con l'autobus nel piazzale per andare al lavoro e passo davanti alla stazione, guardo il tabellone delle partenze, giusto un attimo prima di dirigermi verso il secondo autobus della giornata. Mi fermo e sento una pausa nel tempo, un silenzio stordito, una voglia di scappare dal destino e sconvolgere tutto azzardando un tiro di dado, salendo sul primo treno che porti nel cuore di una destinazione. Ogni mattina tiro dritto, sapendo che no, oggi, no, oggi non è il giorno giusto, ma oggi ho qualche certezza in più che prima o poi questa follia si avvererà. Allora sarà il giorno giusto per tutto. E quando scenderò dal treno, so che Lui sarà di nuovo lì, ad aspettarmi e dirà: «Partiamo?»

***

Le mie gambe vanno svelte, il respiro le rincorre nella notte senza passi. Lui è dietro di me, e fa finta di non poter andare più veloce dei miei tacchi, finché non riesce a prendermi, davanti al portone – mentre cerco la chiave – e simula un attentato alla mia virtù, tappandomi la bocca con una maschera di dita. Mi dice «Dammi tutto quello che hai» e il mio cuore salta in alto, fino al palato, facendomi vibrare l'ugola come un'attrazione da lunapark.

Poi mi sorride calmo, aperto, e il cuore torna in fretta al suo posto. Ma ora Lui mi sorride diverso, mostrandomi appena l'incisivo spezzato, come se sentissi il silenzio che mormora, il silenzio che trama.

«Questa è una rapina» dice puntandomi addosso il suo fucile eretto e subito il mio cuore arretra, si arrende a un desiderio perverso che ci rimbalza negli occhi immobili, vibrando, e subito scivola a nascondersi per battere più forte – più in basso, più dentro, più forte – spingendo tutta la saliva che ho in bocca tra le mie gambe.

«Ho sete» e la serratura che scatta rompe l'incanto, fa tornare il mondo, come un'interferenza nella tensione. Come un applauso davanti all'imbarazzo. Come una risata dietro le tende.

E io emetto brevi risolini barcollando in punta di piedi, quando Lui mi pizzica il sedere sulla scalinata che porta all'ascensore, e continuiamo a ridere insieme nella luce verde delle finestre e nella luce d'antiquariato della cabina, mentre saliamo, frizzanti come bollicine in una bottiglia di champagne. Sono ubriaca e fradicia e rido di tutto, senza ricordare perché, perché lui è, è un po'...

I suoi baci hanno sfumature etiliche, sono densi come liquori e mi fanno girare la testa, che si piega sul collo, simulando svenimenti improvvisi da avanspettacolo, ogni volta che me li mette addosso.

«Ti prego, devo andare in bagno» riesco solo a dire, supplichevole. Lui mi infila la lingua in bocca, attorcigliandola alla mia, abbracciando i miei gemiti acuti. «Trattieniti» è la sua risposta, prima di zittirmi con un nuovo bacio, e poi un altro, aizzando a colpi morbidi il mio corpo, costringendolo a resistere ancora un po', a irrigidirsi e allargarsi allo stesso tempo.

L'adrenalina mi soddisfa e l'acido lattico mi scioglie, mentre la mia vescica continua a pulsare, gonfia d'oro come il portafogli di un trafficante di sogni. Lui mi rapina sul serio, questa volta, con le sue mani che mi frugano dappertutto sollevando la gonna, cercando di scassinare quell'angolo che voglio tenere segreto persino a Lui e gli dico «Smettila, smettila che non posso resistere, smettila che mi piscio addosso».

Qualche goccia di urina riesce a evadere, arriva a bagnare le mutandine, la superficie intagliata delle sue dita. Lui non dice niente. Sento solo la sua erezione che sbuffa impaziente, un'erezione a cui solo i pantaloni hanno messo il morso. Sento solo il suo respiro più caldo che mi viene in faccia e un vapore che si diffonde tra i vestiti, si condensa e poi piove, di vergogna e animalità.

L'ascensore si ferma con un singulto, le porte si aprono arrancando come un paravento meccanico e noi restiamo immobili come mimi osceni, congelati dallo spavento di essere già arrivati. Basta una piccola pressione e la luce sul pianerottolo si accende, le nostre ombre si proiettano squadrate, la mia corre e trema ai miei piedi mentre la chiave entra, gira, una volta, due mentre una goccia sfugge al mio controllo, raggiungendo le altre in una pozzanghera ormai fredda.

Attraverso la casa invisibile tra le luci spente e

sento l'attacco dolce di un carillon d'ottone, che inizia tintinnando flebile sulla ceramica del water e all'improvviso corre frenetico, suonando a doppia velocità, suonando così forte che mi fa male quando Lui all'improvviso s'infila tra mie gambe, come a battere un ritmo. E il carillon s'inceppa. Nel buio si riesce a vedere solo il bianco degli occhi e lo scintillare affilato dei denti, e so che la sua espressione è un po' perversa, impregnata di una follia che non ammette repliche. Ma la pressione è troppo forte e sono costretta a pisciare sulla sua mano che mi tortura, che pretende da me altri suoni, altri gemiti, altri assolo, pizzicando uno a uno i nervi del mio clitoride, sfregando le mie corde, facendomi bruciare, sfumando il colore con archi caldi che mi graffiano e mi fanno godere, che scalano le note, sempre più in alto – Sì, Sì, Sì – sempre più in alto – Sì. Sento l'orgasmo che spinge per nascere in un acuto tanto potente da farmi tremare, squarciando la voce e la carne, come se il mio corpo fosse troppo piccolo per quel melodramma di nervi elettrici e rischiasse di esplodere per la tensione. Per lo stupore.

E poi. Esplode. Spaccando i cristalli dei calici. Facendo traboccare il vino bianco. Obbligandomi a cantare una sinfonia anarchica e stonata perché non ho scelta – *devo* venire – e allora urlo sconvolta nel mio bagno, mentre partorisco un piacere sporco, indesiderato. Bastardo.

Non so neanche se sia un orgasmo, non so neanche se sia mio.

Ma è il lieto fine della tragedia. Devo prendere gli applausi, devo prendere i mazzi di rose. Non ho fatto finta. Ero io. Era tutto vero.

Piano il sipario svanisce, le luci si alzano e gli angoli della mia bocca si sollevano in un sorriso abbozzato. Incredulo. Rido, gli rido in faccia e rido e singhiozzo sul cesso. Piango lacrime scure a occhi chiusi, che scendono nere, sciogliendo le mie maschere, il trucco, l'inganno. Neanche le lacrime riesco a trattenere, e continuo a spurgare il dolore di una morte, o di una nascita, da una ferita aperta in mezzo. Al sesso. Al cuore. Al cervello. È così divaricata che mi sembra di poter uscire dal male che ho passato, di poter lasciar entrare finalmente anche del bene.

O come Opera. O come Orgasmo clitorideo.

Le ultime gocce mi abbandonano, scivolando lente. Ora i miei occhi sono puri, limpidi. Lui mi bacia piano la fronte, poi la bocca, mentre resto abbandonata al muro, con le gambe un po' larghe e un po' molli. La sua mano è ancora tra loro e mi accarezza, raccogliendo i miei liquidi e il mio sorriso tra le dita luccicanti.

E poi Lui mi spalma in faccia quello che ho tra le gambe, come si fa con gli animali. Con le dita traccia i segni della prima battaglia vinta di questa guerra, dopo tanto amore ammazzato.

La sua voce rimbomba in una scossa calma e morbida. Opulenta.

«Senti il tuo odore, sentilo. È da ieri che ce l'ho nel cervello».

È acre e un po' salato, è un velluto intriso di febbre. Gli succhio le dita per assaggiarmi meglio.

Ho il sapore di un giardino segreto, in cui le luci e le ombre si confondono e gli alberi di limoni crescono accanto al muschio...

«Fammi assaggiare. Ancora».

Penso che è questo che Lui deve sentire, quando mi lecca, scoprendo che ogni piega canta una nota diversa. Ma adesso è della sua pelle che voglio rubare i segreti. Adesso è il naso il mio orifizio sensibile. Adesso è del suo odore che mi voglio ubriacare.

Mi avvicino a Lui, sulle punte dei piedi per essere più alta.

Sa di casa. La sua pelle è morbida, calda come il mare accanto a un vulcano.

***

«Guardati. Sei proprio bella».

«Grazie».

«Ti faccio una foto, aspetta, non muoverti».

Rimango arruffata nel letto, la testa appoggiata al braccio, la sigaretta appesa tra le dita.

«Così?»

«Sì, così».

Lui torna, apre il diaframma, mi mette a fuoco.

«Sbrigati perché sto per arrossire».

«Perché?»

«Mi sento come se avessi appena fatto qualcosa di stupido. Qualcosa di bello».

Ho sempre desiderato essere bella. Non bella come Eva, ma una di quelle bellezze che si trascinano dietro un velo di riservatezza e discrezione, un matrimonio con la grazia che fa abbassare i cappelli e scoprire cappelle affrescate di sperma sotto i pantaloni stirati di uomini per bene. Una bellezza quasi innaturale, estemporanea, una visione che non si tocca per paura che si rompa l'incanto, che si ritragga succhiata da un buco del tempo e che il sogno svanisca con un guizzo, come una bolla di sapone.

L'acqua mi scorre lungo le braccia, addolcita e ingiallita dalle luci del bagno. Mentre mi sciacquo dal sapone rivedo il mio viso – un viso che non mi sono mai vista addosso – nell'eco dello specchio: è un'immagine che va oltre il viso che ho adesso, struccato e insonne. È il ritratto smascherato di una me che non conoscevo, una me che prima faceva l'amore con Lui. L'altra metà del ritratto.

Pausa. Scroscio. Accolgo.

La mia invece è una bellezza su cui mettere le mani per sfigurare i contorni dei tratti somatici, la mia è una bellezza dinamica, da guardare di corsa dal finestrino di un treno o affaccendata in cucina, laboriosa di bocca sul suo cazzo, con le mani instancabili che impastano carne e albume tra le gambe.

La mia immagine riflessa a sussultare stroboscopia nello specchio era irrisolta, infinita, immortale – *bella* – mentre Lui mi scopava da dietro con colpi centellinati, centesimi che affondavano nella fontana dei desideri come frantumi di una bomba, lanciata chiudendo gli occhi a seminare ricchezza.

La mia bellezza è nell'aria che muove le antenne e solleva le gonne, è nel riverbero di una pozzanghera che trema per il traffico, nel velo di sudore che saluta l'estate affacciandosi dalla stoffa del mio vestito. Il mio valore è nell'errore impercettibile dell'arte che una falsa copia non riuscirà mai a replicare. Il mio corpo è la tela, le emozioni lo dipingono di acquerelli instabili e polveri sottili dalle sfumature schizofreniche che si trasformano come licantropi nel rotolare del sole tra le ore del giorno. Il desiderio mi unge di pastelli a olio e rossetti dai colori densi e carichi, colori che tracciano linee piene e sciolte, colori che si intrecciano, colori che si sovrascrivono in teneri strati da incidere con la punta di un'unghia ben affilata, per disegnare graffiti sottopelle. L'eccitazione – la follia, la crisi, la fame – fa sbavare i colori tra le dita troppo calde, li fa schizzare come bisce fuori dai tubetti di alluminio spremuti di getto che spruzzano allucinazioni e mi schizzano e mi si spalmano addosso, penetrando in profondità, ormai indistinguibili dal sangue che mi scorre nelle vene. E l'orgasmo – l'amore! L'amore! – è una teca di cristallo che mi preserva intatta dallo scorrere impietoso del tempo, un rifugio in cui ritrovarmi libera e incompiuta, in eterno di-venire.

***

E mentre cavalco la notte profonda sopra di Lui, all'improvviso non è sonno, ma uno stato di incoscienza che mi prende e mi fa sentire prepotente tutto il suo cazzo che si gonfia dentro di me e annulla ogni spazio e il mondo collassa e io mi sento perdere il contatto e la vista e precipitare.

Per un breve, brevissimo istante il piacere arriva come una rasoiata che apre uno squarcio nel tempo, e il futuro si dimentica di chiudere la bocca e sputa una visione che mi possiede di libertà cullandomi tra tutti gli universi possibili, e mi dissolve nella vertigine, mentre mi dondolo a occhi chiusi sull'altalena dei corpi.

E quell'istante diventa immenso, diventa tutto quello che ho e tutto quello che esiste e il mio sesso si dibatte, batte e scalcia e si scalda e una fiamma mi solletica il cuore e il cuore frigge e poi sviene per la troppa emozione, fino a quando la meraviglia – lo stupore, lo spavento – di sentirlo così vivo non mi risveglia di colpo, facendomi riprendere il controllo che cerco disperatamente di perdere.

Senza più fiato, la mia lingua parla da sola. Dice:

Ne voglio. Ancora, fallo. Ancora.
Spingimi. Nel vuoto.
Scopami sporca. Rendimi. Niente.
Fammi tua e fammi. Dimenticare.
Anche il mio nome.

E digrignando i denti cerco di liberarmi, strappando le corde alla mente, lussandomi le gambe aperte per allargare la strada, e mi dimeno tra due istinti divisi – vogliosa necessità di sentirmi piena e poi di nuovo vuota – per riprovare quella caduta nel nulla che mi riempie come un'overdose di linfa, come un'evasione che va avanti e indietro, dentro e fuori, e poi guizza, e cancella, e smaglia ancora il mio corpo e poi dico «scopami, scopami, scopami».

Vedo qualcosa di diverso nel suo sguardo e la sua voce vira su un tono che non aveva mai usato con me, se non affievolito, che mi eccita e mi incita fino a imbizzarrirmi. Mentre facciamo l'amore Lui mi dice: «muoviti» e le sue mani unite forzano la mia schiena a piegarsi in un arco, mi dice «muoviti che ho voglia di sborrare» e mi strizza la bocca, mi stringe il collo e spreme i capezzoli tra le sue dita. Mi incita con sculacciate a piene mani, e le sue mani conficcate nei miei fianchi e le sue spinte contro la mia carne mi costringono a restare e vincermi. Mi dice «fammi vedere come godi» e le parole, tutte insieme, mi colpiscono come stoccate di carne e sberle di fuoco, mentre divento più liquida e calda, come se perdessi sangue e riprendessi vita.

E non ho più tempo per niente e niente da pensare e niente da perdere o forse tutto e se non corro resterò a terra, allora guido la mia mano impazzita tra le cosce e il clitoride guizza fradicio sotto le mie dita, che sfregano e sfregano e mi incendiano come fiammiferi sull'alcol.

Sento lo scoppio di un motore, lo strillo furioso di un battello a vapore, l'inaugurazione di un transatlantico, bottiglie spaccate in cocci luccicanti, urla, bollicine, battimani, mulinelli di baci e addii al vento, mongolfiere a fiato e fazzoletti che sventolano e ancore che sgocciolano trasudate dal mare e gli ormeggi che si sfilacciano, e il movimento lento della partenza che raccoglie le lacrime e l'urlo che fischia, abbandona la terra, il porto sicuro, e si allontana lasciandosi alle spalle la scia che mi trascina in un sonno di schiuma, in un oceano profondo di morte apparente.

Un orgasmo. Un altro. Non è stato un caso, l'altra notte.

C'è silenzio, qui dentro.

E io. Io non riesco più a tenere il conto dei battiti del mio cuore.

Chiamo il Dottore. Eccitata, dico solo: «Credo che la mia passera abbia iniziato a rompere il guscio».

***

Se non avessi mai visto un treno riuscirei a salirci?

Se fossi orfana riuscirei a riconoscere gli occhi di mia madre nella folla del mercato il sabato mattina?

Se non sapessi cos'è «amaro» riuscirei a sentirne il gusto?

Cos'è il viola?

Quando inizia la storia?

Chi disegna i confini?

Dove batte il tempo?

Perché il dolore fa male?

L'altra notte ho provato qualcosa che non avevo mai sentito prima, qualcosa di insondabile, ho visto uno scorcio di cosa si nasconde davvero al di là del muro. Dei miei limiti. Era bellissimo. E la mia mente ora frulla domande, smantella lamiere, trita corazze, sminuzza pensieri e memorie in coriandoli confusi da raccogliere con un retino per farfalle, coriandoli da lasciar sciogliere sotto la lingua all'ombra di un salice, macerando intuizioni. Li rumino piano, spolpando enigmi, finché non arrivo all'osso.

Lo porto al Dottore tenendolo in bocca, facendolo rotolare lucido e puro di bianco ai suoi piedi.

«Se non sapessi cos'è il piacere riuscirei a godere? E se non riconoscessi un orgasmo solo perché è diverso da quelli che ho sempre provato? E se non riuscissi a riconoscere un piacere solo perché è diverso da come l'ho sempre immaginato?»

I come Innominato. Inesistente. Ignorato da un vocabolario limitato, arido, monosillabico. Un codice binario morto.

Il Dottore mi esamina e dice: «Le idee perfette ti hanno tenuta al guinzaglio. Confonderle per ridefinirle ti renderà libera».

***

Dopo il lavoro vado a casa di Eva, che è devastata dalle nausee. Quando non vomita, di solito al mattino – ma spesso c'è anche il rigetto del primo pomeriggio – mangia qualsiasi cosa. C come Cetrioli in agrodolce. Carote. S come Salatini. V come Vol-au-vent al formaggio. Con la bocca piena, dice: «Razione doppia!»

Le racconto che le ornitologhe da qualche tempo non mi infastidiscono più come prima, quasi avessero un po' di timore, che la mogano addirittura si è presa una bella ripassata dal capo – «e pare che non sia stato piacevole come al solito» – e di Selezione-del-personale, che ha un'aria strana e si comporta come se si sentisse in colpa, guardandomi da lontano preoccupato, come se l'idea di un mio possibile trasferimento in un'altra sede impensierisse più lui di me. Ci mettiamo in quella che era la mia camera – e che tra poco sarà del suo bambino «hai già deciso il nome?» – ad aprire le scatole dei vecchi vestitini e giocattoli di Eva, che la madre ha conservato per lei. Prende tra le mani un paio di minuscole scarpette, mi chiede: «Secondo te che numero è?»

Poi si addormenta sul mio vecchio letto, perché «è durante il sonno della madre che il bambino cresce di più» entrando in sintonia con il battito del cuore.

***

Dal sesso al cuore. Dal cuore al cervello. Dal cervello al sesso. In che senso circola il sangue?

L'eccitazione eccita. Il sentimento desidera. Il desiderio si inventa fantasie. Le fantasie bagnano. Il bagnato elettrifica le sinapsi. L'elettricità fa battere il cuore. Il cuore fa battere la carne. Che cosa la cuoce?

Il fuoco. Il fuoco riscalda, scotta, brucia, incendia, esplode. Basta lanciare un sasso per avere la scintilla. Ma dove?

Finalmente anche il Dottore in maniche corte, ma sempre vestito di nero, misura a lunghi lo stanzone dello studio e mi spiega che la concezione che abbiamo dell'amore condiziona il nostro modo di fare sesso, perché «non si capisce come, hanno dato due nomi diversi alla stessa persona, Eros e Amore». Lo può A come Amplificare, ma anche A come Atterrire, proprio come era successo a me. Allo stesso modo, dice, i pensieri che facciamo, creativi o distruttivi, illuminati o oscuri, possono I come Innescarlo o I come Inibirlo.

Quando gli chiedo come mai ho provato delle sensazioni così sconvolgenti e immense quella volta che ero quasi rapita dal sonno, dice: «Perché il sonno è uno stato in cui i freni, i controlli, le paure e i divieti che ci poniamo si allentano e possiamo scavalcare la coscienza, lasciando affiorare la nostra vita più pura. Più profonda. Adesso non ti resta che rodare e collaudare i tuoi meccanismi, scoprire come scatta la molla del tuo piacere, come le diverse stimolazioni – sentimentali, corporee, mentali – attivano la reazione orgasmica. Si tratta solo di fare qualche esperimento, per capire cosa ti piace realmente. Per disegnare i tuoi contorni». La metà mancante del volto che disegno sempre.

***

D come Disciplina.

Ogni mattina guardo uno spezzone di film porno, leggo stralci di letteratura piccante e penso a tre modi in cui vorrei farmi scopare, per tenere il mio desiderio sempre in caldo.

Ogni mattina scrivo una lettera d'amore con le dita ancora umide, per ricordare quanto «ti amo».

Ogni mattina mi metto a gambe aperte sul letto e accarezzo il mio sesso liscio e bianco come una mandorla, senza più peli né protezioni, per estendere al massimo delle possibilità la mia epidermide. È ancora minuta, virginale, e Lui la imbocca volentieri, sentendo che trema tutt'intorno, stringendosi come una foglia attorno al suo tronco. Adulto. Esperto. Rassicurante.

Ogni mattina mi esercito, eseguendo le mie serie di esercizi di Kegel per rendere il mio organo più performante al piacere.

R come Riabilitare il pavimento pelvico.

A come Allenare il muscolo pubococcigeo – quello che sostiene l'orgasmo, quello che si contrae durante, quello che rende le pareti più attillate – in vista della grande olimpiade. A come Abbracci sempre più forti e stretti per aiutarmi raggiungere l'Orgasmo, quello con la vagina, senza mani, senza mani.

Stringo e rilasso, stringo e rilasso. Già inizio a godere.

Offro un dito alla mia vagina che lo stringe come un piccolo pene di ossa. Lo mangia, lo succhia, attirandolo dentro di sé poco per volta. Se cerco di estrarlo, stringe di più per non lasciarlo scappare. Spasima forte, veloce, imitando il cuore, contando mille battiti al secondo. Farà così anche con Lui, quando gliela lancerò alle calcagna.

Il Dottore ha detto: «Ora che hai trovato quello che avevi perso, rafforza il tuo corpo perché non possa più scivolarti tra le gambe».

Prima di andare in ufficio, di fare una passeggiata con Lui, di accompagnare Eva nella sua nuova mania per carrozzine e pagliaccetti, mi infilo nella vagina le palline oscillanti – palline da geisha – da trattenere invisibili ma sensibili assieme al piscio, per perfezionare più in fretta il mio corpo. Ogni volta che qualcuno mi dice qualcosa di scortese contraggo i muscoli, così da riuscire a sorridere con un certo piacere.

Ogni giorno metto alla prova la mia capacità e la mia voglia di osare, con la perseveranza passionale di una campionessa che vuole battere un record, vincere una medaglia, arrivare a stabilire un primato personale. Osando spingermi dove non sono mai riuscita ad andare, osando escogitare alternative e stratagemmi, osando trovare il coraggio che dice euforico «vivi una volta o muori per sempre».

***

Accendo la musica e piroetto nuda nella stanza, immaginando di indossare gli sguardi di Lui come una seconda pelle. Immaginando che Lui sia seduto sulla sedia che ho messo al centro del tappeto faccio moine, succhiando banane con la buccia e mugolando quando spariscono per magia tra le mie labbra, mentre maliziosa mi metto in posizioni indecenti, ammaestrando il mio corpo a soddisfare i suoi desideri, saggiando di volta in volta la flessibilità delle mie giunture, la divaricazione spaccata delle mie gambe. Soppesando in ogni movimento la leggera spensieratezza con cui mi lascio fare dalle mie fantasie di pornografia pesante. Sentendo che non sono più un'insulsa ragazza castana, ma una giovane donna che custodisce sotto la pelle un segreto, una bramosia che scintilla negli occhi.

Voglio giocare alla guerra con ordini militari e le divise spoglie dell'amore, voglio uniformi in cui distinguermi nella lotta corpo a corpo, in cui il corpo possa macchinare le sue insubordinazioni. Voglio giocare al melodramma, recitando più vera del vero la presa di una vergine ingorda. Voglio giocare a eliminare uno alla volta i miei sensi, a rendermi una volta cieca, poi sorda, immobile, muta. E poi voglio vedere cosa succede, debilitando la coscienza. Ad uno ad uno proveremo tutti i modi per eludere la sorveglianza.

Mi dimentico di tutto. Di innaffiare le piante che si seccano al sole, di pagare le tasse, del mio compleanno di cui mi accorgo solo passata la mezzanotte. Di Eva, che dovevo accompagnare all'ecografia e che mi chiama furiosa, delle giornate di lavoro, che galleggiano come un sogno, intervallando realtà erotiche, di mia madre che dice «non ti fai mai vedere», dei compagni delle medie che hanno organizzato una rimpatriata, della prova costume, delle prime zanzare, di un caldo insopportabile e appiccicoso, quasi anche del Dottore, di cui ricordo frasi epigrafiche. Mi dedico solo a coltivare il mio piacere, disegnando di tanto in tanto, come se volessi recuperare il tempo perduto durante il mio periodo di anorgasmia, come se nulla a parte me e Lui fosse importante o avesse un senso al confronto, come all'inizio quando ci sembrava di essere vivi solo nelle camere dei motel, con la differenza che ora usciamo allo scoperto. E ogni volta che ci incontriamo, nudi, vicini, è un rituale che produce un salto nel tempo.

***

L'accappatoio vola oltre il muretto, atterrando scomposto sul pavimento di cemento. Noi ridacchiamo piano, per non farci sentire dietro i mattoni nascosti dall'edera, mischiando il nostro gracchiare a quello dei grilli.

Sembriamo più piccoli, nascosti nel nostro angolo. Sembra che le scarpe siano troppo grandi per i nostri piedi e Lui è tanto più alto di me che per guardarlo negli occhi dovrei allungarmi il collo. Sembra che al di là del muro si nasconda l'altra parte del mondo.

Mi è bastato dirgli: «Ho sempre desiderato fare il bagno in una piscina chiusa, di notte» che mi ha accontentata, dicendo: «Andiamo» senza paura delle conseguenze. Nella sua piccola frazione di metropoli conosce tutti, mi ha detto, anche i guardiani del centro sportivo. Da ragazzo lo faceva spesso, ricevendo come punizione una tirata d'orecchi. Era meglio questo, di certo, che stare al parco con i tossici.

Con le mani sta facendo un gradino su cui io possa far leva. «Stai attenta al filo spinato. Dovrebbe essercene ancora un po' sotto le foglie». Un rovo di metallo da cui non nascono le more. Mia madre mi portava sempre a cercarle, quando andavamo nella nostra casetta di legno in montagna, e quando spuntavano lucide nel verde diceva: «Ma cosa vedono mai i miei occhi?» E cosa vedono i suoi, dall'alto del muretto, mentre gli mostro il pallore lunare del mio culo per scherzo, per provocarlo, come se non l'avesse mai visto prima?

Sono già nuda quando Lui arriva e mi viene incontro, con le braccia tese come un Frankenstein; fa un verso buffo, un verso preistorico e tira fuori la lingua. La mia invece è una linguaccia, e mi metto a correre lungo il perimetro della vasca, come non potevo fare da bambina. C'era sempre qualcuno che starnazzava «È pericoloso! Se scivoli poi ti spacchi la testa e io cosa dico a tua madre?» Quando mi giro non lo vedo più, vedo solo una schiuma di bolle che risale dall'acqua e poi Lui che riemerge come un Poseidone da piscina. Mi tuffo anche io, scivolando molle come una creatura che prende sembianze umane solo a contatto con l'acqua. La mia pelle si restringe un poco, diventa più salda, sento che mi calza a pennello, contenendomi tutta. Finalmente posso muovermi, senza trattenere il respiro. Nuotando liscia nel freddo vado vicino a Lui, anche se lì non si tocca.

Le lingue si attorcigliano in un bagnato diverso, che scivola, e le gambe farneticano per tenerci a galla, avvinghiati da una rete invisibile, che ci trascina verso la sponda. La afferriamo, gli afferro le mani, afferro il promontorio del suo corpo sommerso. Si aggrappa anche lui ai miei fianchi, fa collidere i corpi in un terremoto subacqueo. Si vedono solo deboli onde stordite che tremano sul filo dell'acqua. E ci lasciamo andare al caldo che esce dal centro della terra, ascoltando una voce di conchiglie. Respiro.

Mi sento quasi morta, quasi dio a dormire sull'acqua di questo mondo al contrario, sdraiato, orizzontale. Da qui posso guardare la storia e il cielo srotolarsi sotto i miei occhi. «Chissà chi ero, in un altra vita?» E ora mi perdo a immaginare questa.

F come Fotografie non ancora scattate.

Il Dottore ha detto: «Imparare a godere è come imparare a nuotare. All'inizio ti sembra di affogare, il panico ti schizza, la paura di non arrivare a riva ti riempie le gambe di piombo e le mani invece di aiutarti sono pesi che ti fanno affogare. Devi solo restare calma. Prima di nuotare, prima di fare l'amore, devi creare l'acqua, l'eccitazione. Senza, starai solo scopando con la pancia il fondo secco di una piscina. Muovi le gambe e le braccia seguendo l'armonia del respiro che si confonde con il ritmo delle onde, a poco a poco le gambe impareranno dalle braccia a darti la spinta per avanzare, finché non potrai spingerti in un mare ancora più profondo con un unico movimento, ricordando quando eri un pesce che volteggiava capriole sfruttando le correnti. L'orgasmo partirà dalle tue mani sicure –

è dal clitoride che ti darai la spinta – mentre Lui ti è dentro. Vieni così all'inizio, non essere irrequieta. Il tuo corpo si abituerà a sentirsi pieno quando arriva il piacere. Usa le dita come un innesco, staccale ogni volta un po' prima, lasciale andare, lasciati andare. Quando la tua mente avrà imparato ad associare l'orgasmo alla penetrazione, l'abitudine ti trascinerà, partendo da dentro».

C come Costruire raccordi panoramici. M come Mappe sensoriali da plasmare battendo e ribattendo il percorso. S come Stabilire connessioni nervose. R come Recupero istinti smarriti.

I miei capezzoli hanno già imparato dai suoi denti e dai morsi delle sue dita. La mia pelle è genio e sregolatezza. Il mio clitoride sa più di quanto dovrebbe. È al centro del vortice, che ora punta la mia bussola.

I miei seni galleggiano sodi, dalle cime due piccoli vulcani scuri svettano addormentati. Un giorno, non so quando, si veglieranno a eruttare latte per sfamare i nostri figli. Non li voglio miei, li voglio solo nostri. Avranno il suo naso e i suoi piedi, il suo corpo snello e i pensieri veloci. Avranno le mie labbra e i miei denti, avranno la fronte ampia e le guance che si gonfiano ridendo.

Lui mi viene vicino nuotando e dice: «Vieni, usciamo che fa troppo freddo. Hai tutte le dita raggrinzite», afferrandomi l'alluce. Mi raccoglie tra le braccia, portandomi alla scaletta come una sposa bagnata di fortuna.

L'aria mi schiaffeggia di gelo. Sto battendo i denti ma non sento il rumore. Mi stringo per essere sicura che esisto. Poi Lui mi avvolge nell'accappatoio, mi porge il pacchetto delle sigarette e io ne prendo una, gocciolando sulla carta con i capelli mentre la accendo trattenendo il respiro. Finalmente del fuoco. Finalmente la mia pelle torna tiepida, accanto alla sua. E ci sediamo vicini, su una sdraio di plastica, a dare la caccia agli animali che abitano nel cielo. Chissà se c'è anche il mio gatto. Chissà perché i cigni hanno un posto lassù. Sono animali superficiali. Sono animali cattivi.

«Ti ricordi quella volta allo zoo, quando imitavamo le scimmie che ci imitavano? E i pinguini, che camminavano come adulteri con i pantaloni calati?»

«Ti hanno mai sorpreso a fare qualcosa di sporco?»

Scuote la testa, dice: «No, e tu?»

«Sì».

Ridiamo con la mente in silenzio, intrecciamo le mani.

Sorrido liquida, libera, innata, innamorata. Poi vedo del rosso sulla sua pelle. Guardo la mia e vedo un graffio, poi Lui che lo bacia. «Ti avevo detto di stare attenta». Mi accarezza la testa bagnata e mi stringe a sé, come se volesse tamponare con il suo corpo le mie ferite di tutti gli anni, mentre ne apre di nuove. Ma non sono lacerazioni, sono branchie.

***

Il Dottore ha detto: «Il piacere è come un sapore. Non seguire una ricetta, inventa la tua. Usa gli ingredienti che hai già, è tutto quello che ti serve. Mischiali in modo da ottenere quello che ti piace di più».

Cosa posso cucinare con uova, latte, zucchero, farina e un avanzo di marmellata?

Cosa posso preparare con due seni, un clitoride, una vagina, un ano, una pelle, un cervello e un cuore? C'è un ordine in cui li devo incorporare?

Il Dottore ha detto: «Gli ingredienti sono sempre gli stessi, ma il risultato cambia».

Gli ho chiesto, confusa: «Qual è la variabile?» Sale quanto basta? Amalgamare l'impasto sempre nello stesso senso? Qual è il segreto per il risultato migliore?

Ha detto: «Fatti venire fame».

Dentro l'impasto della torta vedo un capello caduto. Lo raccolgo con la punta delle dita appiccicose e scrollandole lo faccio staccare. Sposto una ciocca dietro le orecchie con il dorso della mano, sporcandomi la faccia di farina, più bianca e densa dove c'è del sudore. Mi fanno male le mani e le braccia, i muscoli che sostengono la schiena e il torace. Le dita affondano, si piegano, masticano insieme gli ingredienti finché non «si forma un composto omogeneo» e non posso più distinguerli l'uno dall'altro.

Ripenso a quella volta...

«Fammi venire ti prego, fammi venire» urlavo. Dispettoso, ha allontanato per l'ennesima volta la lingua. Ansimavo, poi il cuore ha rallentato il battito, l'eccitazione si è rappresa un po'. Mi ha fatto seguire il suo cazzo eretto camminando a quattro zampe per tutta la stanza, mentre fumava, parlava al telefono, si fermava a pensare, ordinando di non farmelo mai scappare di bocca. Poi ha detto «basta» con voce esausta e mi ha fatta salire sul letto.

Il burro mi si è sciolto tra le dita, i granelli di zucchero mi hanno corazzato i polpastrelli, la farina li ha travestiti da fantasmi. Continuo a impastare, le mani automatiche come una macchina, mentre la radio canta, gracchia, perdendo di colpo la sua stazione.

Mi avvicinava la punta del vibratore al clitoride, lo lasciava fare, finché non vedeva la mia vagina che si stringeva, la mia schiena che si tendeva come un arco, pronta a scoccare la freccia. Allora lo ritraeva, mi guardava svenire, mi ascoltava distrattamente pregare.

Lascio riposare l'impasto in frigorifero per trenta minuti. Poi impugno il matterello, lo faccio scorrere cosparso di farina a spianare la pasta. Va e viene, finché perdo il conto dei giri e si assottiglia, si buca. Devo raccoglierla e rifare daccapo.

È così che mi ha affamata, tra il fare e il disfare, tra il pucciare un dito nella crema e il farlo arrivare alla mia lingua senza farmelo assaggiare, prendendosi gioco di me come di una bestia a cui si voglia insegnare a saltare. E io saltavo sempre più in alto e Lui ha lasciato lievitare il piacere tenendolo in caldo, facendolo riposare e poi manipolandolo ancora, più gonfio e soffice tra le mani e i pensieri, più elastico sotto i colpi della realtà e della fantasia. È cresciuto di tre volte, forse quattro, da quando abbiamo iniziato.

La rotellina scorre, frastaglia l'impasto di brividi e saette, lo segmenta in strisce sottili per racchiudere il ripieno.

Nello stesso modo in cui Lui mi accarezzava leggero i contorni pieni di sangue, con la punta fredda di un coltello. Ci mancava poco che il piacere uscisse da un buco qualunque della mia pelle.

Ingozzo la tortiera di marmellata a cucchiaiate, marmellata allo zenzero che nei supermercati non si trova. Bisogna andare negli scaffali dei negozi che importano prelibatezze dall'estero.

Lui andava e veniva sopra e dentro di me, come un pendolo. Come il rumore e il silenzio del contaminuti. Come l'amore che ti sfugge e poi torna e di nuovo torna a fuggire. Come un appunto che continuo a dimenticare.

Il forno è caldo, quando lo apro per infilarci la torta mi investe con il suo alito bollente.

Mi ha fatta cuocere a fuoco lento, mi ha fatto sentire il profumo di un orgasmo lontano e terrificante, sconosciuto. E io fremevo trepida tenendomi al letto, con le gambe troppo stanche e Lui mi ha detto «aspetta, aspetta ancora un po' che tra poco arriva».

La torta è cotta, è pronta da mangiare.

Ma poi è uscito dal mio ventre caldo mi ha detto ancora aspetta, aspetta ancora un po', «facciamolo raffreddare un po', se no ti fa male». E non potevo fare altrimenti perché mi aveva bloccato le mani con le mani e il suo respiro mi torturava, sbattendomi in faccia la sua eccitazione confusa alla mia.

«Dai, vieni in cucina».

E quando poi, alla fine – in una fine infinita – abbiamo potuto godere, abbiamo goduto ingordi, abbiamo goduto con le mani e con la bocca, abbiamo goduto leccandoci le dita e leccando le briciole dai nostri corpi ghiotti, ci siamo spalmati addosso quel sapore così buono, e non potevamo smettere perché non credevamo potesse essere così intenso dentro di noi e volevamo averlo tutto, e Lui mi sbattevi così forte che non ha eiaculato panna, ma burro. Io mi sono sentita piena ma ancora golosa, ancora furiosa di fame perché a questo sapore dolce.

«Manca ancora qualcosa» dico: «Amore, mi manca la ciliegina!» Lui la prende dal barattolo di vetro, la appoggia in mezzo alla torta. È perfetta, così rossa e lucente.

Allora, mentre mi mangiava la fica con le mani, ha infilato al centro del mio corpo un dito, subito succhiato dalle contrazioni sazie dell'orgasmo.
Mi ha detto: «Bastava dirlo, che volevi qualcosa nel culo».

***

Il ghiaccio trema nel bicchiere, stretto nella mia mano – trema anche lei, tremano anche le dita, anche le radici – sciogliendosi appena nell'alcol. Tutt'intorno, rumore di zoccoli e voci da megafono. Fischi, applausi, steccati bianchi, omini che montano quadrupedi e gli rubano le zampe. Scontrini accartocciati che si ammassano con l'amarezza testarda di tutte le scommesse perse, cappelli che sventolano e poi cadono calpestati da una piccola calca di poveracci che esultano battendo i piedi contenti. Increduli. Non capita tutti i giorni di esser baciati dalla fortuna, qui all'ippodromo.

Oggi sono il suo gioco d'azzardo. Sono l'amante che fotte la dea bendata. Restare in equilibrio è il mio esercizio di equitazione.

Cerco di sembrare disinvolta e composta mentre bevo un aperitivo con i suoi amici, seduta a un tavolino di ferro battuto, riverniciato innumerevoli volte per sembrare bianco. Cerco di sembrare asciutta, mentre il suo sguardo si spinge sempre più pesante dentro i miei occhi, mentre la sua lingua parla di un sistema politico corrotto, di una moralità svanita e vanitosa, delle perversioni efferate che ammazzano la gente. Il conformismo, per esempio. Il benessere, i tormentoni estivi, il campionato di calcio e i centri estetici. La ricostruzione delle unghie e gli impianti in silicone per gonfiare i polpacci, trasformandoli in seni da masturbare tutto il giorno con noncuranza, accavallando larghe le gambe.

Cosa scalcia sotto i tuoi pantaloni?
Cosa freme sotto la mia gonna?
Lisciami il pelo, prima di schioccare la tua frusta.

Mi arrotolo una sigaretta alla vaniglia, il suo odore è intenso e uno dei suoi amici starnutisce nitrendo. Penso che non siamo né uomini né animali. Siamo solo bestie.

Gli altri lo ascoltano, gli si fanno vicini, parlano

a vanvera, molesti come mosche da scacciare con la coda, e io rido castigata nel mio vestito candido, inamidato, un po' rigido, forse. Ma anche questo aiuta a far restare a posto le voglie.
Dammi. Il bastone e la carota.
Rimango con la bocca socchiusa, dietro gli occhiali da sole, come se fossi in costante procinto di dire qualcosa. L'unico suono che riesco a emettere è una «a» sospirata, allungata e stirata per diluirne la potenza, ora quasi impercettibile. Un sussulto della lingua segue il singhiozzo tra le gambe, quando nella tasca della giacca Lui schiaccia il piccolo telecomando nero, ordinando all'ovulo vibrante che mi stringo dentro di vibrare più forte, di vibrare con lunghe scosse, come un calabrone in calore. Gli altri si girano a guardarmi, rizzano le orecchie da asini, pronti ad ascoltare quello che ho da dire. Ho da dire che lo vorrei a prendermi e svuotarmi la coscienza e a riempirmi con la lingua, come sta facendo adesso con il bicchiere. Il ghiaccio sciolto che gli cola sulla faccia, ai lati della bocca. Lui ordina un'altra orzata. Sorride, poi lascia uscire il fumo dal naso. Io scuoto la testa, faccio cadere un «niente» dalla bocca e i suoi amici si girano, tutti insieme, allontanando lo sguardo, come un branco di lupi delusi da una preda troppo magra.

I cavalli girano in cerchio, scavano traiettorie su traiettorie come dita nella terra. Sono sempre gli stessi. Sono tutti uguali. Mi bagno.

Ignorate da tutti, questa volta, le mie vocali allungate si disperdono tra i chiacchiericci stupidi e i proclami dell'ippodromo, continuando a uscire della mie labbra come l'aria da un minuscolo foro su un palloncino. Un foro da cui poi l'aria entra, gonfiandomi di eccitazione, fino a farmi rischiare di lasciarla scoppiare. Forse dovrei, dovrei farlo. Forse dovrei pisciare qui il mio orgasmo, per poi raccoglierlo da terra con la cannuccia.

Mi tengo aggrappata con le dita al bordo del tavolo, per non cadere urlante in un fosso pieno di boccioli e spine elettriche. Se mi lasciassi cadere si infilerebbero in tutti i buchi che ho addosso, in ogni poro della mia pelle generando corrente, prendendomi di colpo, bruciandomi il cervello, imponendo al mio corpo il ritmo convulso delle scosse. Epilettiche.

Il Dottore una volta mi ha raccontato che non sono poi molto diverse da quelle dell'orgasmo. Solo più violente. Cattive.

Le vibrazioni mi appannano la vista di una turbolenza nebbiosa, sfuocata. Solo i nostri corpi sembrano nitidi, come ritagli sgargianti incollati a uno sfondo di nature morte.

Dondolo un piede e stringo le cosce sotto la gonna, cercando di trattenermi, di contenere tutta l'acqua che ho dentro. La prosciugo svuotando in un sorso lento e costante il bicchiere, attaccata alla cannuccia, succhiando piano la sua punta di plastica, mordicchiandola con delicatezza come farei con la sua cappella. E la sua gola va su e giù, dai suoi più bassi istinti fino al cervello, quando distrattamente accavallo le gambe con una lentezza irreale, fuori dal tempo, lasciandogli chiaramente vedere che no, non indosso le mutandine.

Sento solo il sangue che rimbomba dappertutto, sparato da un cannone.

L'ippodromo deve averlo ispirato. Sono sotto assedio. Assediata dalle briglie strette, assediata dal buio di un paraocchi in seta nera. Assediata da un morso di biancheria intima da consumare con il piacere tra i denti, assediata dalle sue mani che mi ammansiscono con carezze lente. Assediata e circondata dalle descrizioni accurate di quello che Lui sta per fare – a me, al mio corpo, per farmi godere – che volano in cerchio nella stanza, come aquile pronte a colpire una preda – una pecora, una vacca, una cavalla – più bianca.

Mi tira i capelli che ondeggiano in mezzo alla testa alta mentre mi scopa, sa che mi piace sentirmi domata. Mi fa sentire I come Imbizzarrita. S come Selvaggia.

E poi la sua voce, la sua voce che riempie la stanza: «Non venire, non venire, trattieniti».

Se non devo, posso. Se non devo venire, potrei farlo solo con il pensiero.

Dammi il bastone.

E io mi sento libera di far infuriare il piacere, di farlo montare con la bava alla bocca, di farlo raschiare sulle pareti tese della mia vagina a consumarsi gli zoccoli, pronto a sputare, saltando gli ostacoli. Schiumo mentre resto sull'orlo dell'orgasmo, aspettando che arrivi lo spunto vincente.

Dammi la carota.

La sua mano mi schiaffeggia il culo, la mia accelera, Lui mi dice «frena» e io parto al galoppo.

***

Lui sta spremendo i 143 cavalli dell'auto fino allo stremo. Gli alberi sembrano muoversi un po' di più e i fili dell'elettricità ondeggiano continuamente nel sole. Sorrido come una bambina, con gli occhi drogati di eccitazione, e lo guardo perché voglio che Lui me lo dica.

«Dove mi stai portando?»

Immagino la sua velocità rapace nell'afferrare e riporre nello zaino tutto quanto potesse essere utile allo scopo di questa gita a sorpresa.

Gli brillano gli occhi, abbaglianti. Sembra il ghigno aggressivo di un cofano appena incerato.

Osservo il suo schiacciare l'acceleratore, le sue mani avvinghiate al volante e il respiro stretto tra i denti. Sento il motore che ringhia mentre Lui scala le marce, imponendo il suo ritmo all'accoppiamento dei giri. Così sicuro.

Dice: «Questa macchina è come te, vedi? Sbanda, geme, gode, e io sento che non ne ha ancora abbastanza, che vuole essere spinta più forte. Sono dentro di lei, è mia, davvero mia perché la sento e so esattamente come farla godere. Quando la guido così, io e lei siamo una cosa sola, ma più potente. Non potremmo mai andare così forte, così in fondo se fossimo soli».

Finalmente Lui rallenta, la strada sterrata lo costringe a essere più dolce, dondolando tra le buche, fino ad arrivare a uno spesso cancello di ghisa. Poi la vedo, la guardo con le braccia serie appoggiate sui fianchi, alzarsi al di là della parete, inchiodata nel cielo: un'immensa montagna di lamiere e frattaglie meccaniche, un cimitero di relitti scrostati e sbiaditi dal sole. È qui che Lui passava i suoi pomeriggi, quando era ragazzo.

Dice: «Oggi non c'è nessuno». Solo io e Lui, tra i segreti dello sfasciacarrozze. Il pilota e la macchina. I collaudi e le corse.

Entriamo da dietro, infilandoci in un buco nella rete. La luce è silenziosa, irreale, mentre aggiriamo le auto accatastate, che minacciano da un momento all'altro di lasciarsi andare e inghiottirci nel loro deserto. Qui c'è solo polvere da mangiare.

Arranco sui tacchi chiedendo al diavolo perché li ho messi, evitando componenti sparsi sul terreno, rischiando costantemente di inciampare. Un cerchione che sembra uno scudo, un pezzo di cruscotto con il contachilometri addormentato, un semiasse lussato. Più su, cofani sventrati con una smorfia di dolore impressa sul paraurti ammaccato. Anime smontate sporche di grasso. Il sole mi picchia in testa come un martello caldo, non sembra neanche sudore quello che mi scorre sulla fronte.

Da lontano Lui urla: «Ehi! Ti sei imbambolata?»

Superiamo un piccolo gabbiotto di legno, con la porta chiusa da un lucchetto, un cartello con scritto «attenti al cane» e un recinto, vuoto. Lui mi prende per mano quando entriamo in un capannone martoriato dalle intemperie, con le pareti bucate da cui sbucano raggi obliqui e il pavimento di cemento, su cui si raccolgono le macerie di un soffitto crollato, vetri infranti e mozziconi di sigarette, ordinati dal soffio del vento.

Provo a parlare, fa eco. Siamo nella nostra camera di scoppio.

Una volta, quando eravamo nel motel che il Dottore aveva prenotato per me, Lui mi ha spiegato come funziona una macchina, mi ha illustrato con una preparazione impeccabile – che non so ripetere se non a tentoni – che il carburante non è solo benzina, ma una miscela rarefatta di sostanze infiammabili e aria: «senza ossigeno la benzina non si può incendiare, non scoppia». Non a caso accelerare si dice «dare gas».

Una miscela di piacere e dolore, per infiammare il corpo. Per farlo scoppiare di energia, come un orgasmo. Perché l'orgasmo è l'energia che liberiamo nel mondo. Il corpo un generatore di potenza. Il sesso un motore. Il movimento è altra energia.

«Una scintilla genera lo scoppio, lo scoppio genera il calore che espande il gas e spinge il pistone nel cilindro, al pistone è attaccata una biella, che muove l'albero motore – hai presente la ruota di un vecchio treno? – poi l'albero motore gira, collegato alla frizione e al cambio, e trasmette potenza alle ruote, che girano. La macchina si muove. Il motore canta. Tutto sta nel trovare la coppia, il giusto rapporto tra i giri dell'albero motore e quello delle ruote. In quel momento il motore sta esprimendo la sua potenza al massimo».

Tutto sta nel trovare l'armonia in un accoppiamento meccanico.

Sul pavimento di cemento ora c'è una coperta di lana sottile e infeltrita che Lui ha tirato fuori dallo zaino. Ha appeso la maglietta di cotone a un gancio che spunta dal muro, lasciando nudo il petto leggero. Mi avvicino. Gli bacio impalpabile le labbra. «Ti amo» e gli consegno i miei vestiti vuoti tra le braccia.

Ride, poi la sua voce diventa più dura, la bocca si stira, il suo sguardo non accetta repliche. L'emozione mi risucchia lo stomaco con violenza, come se avessi appena schiacciato a fondo l'acceleratore. Devo solo fidarmi, seguire i suoi comandi.

Resto immobile, eretta e nuda a eccezione di quelle scarpe di sempre – rosso fuoco, rosso semaforo, rosso Ferrari – che ho lucidato eliminando la polvere con un fazzoletto che avevo in borsa. Sono bella e mi lascio ammirare come un nuovo modello da esposizione.

Poi si avvicina per esaminarmi meglio, per mettere le mani nel ferro del mio motore. Ispeziona ogni dettaglio con uno sguardo pesante che fa rientrare e gonfiare di nuovo il mio ventre, come un'ammaccatura rapidamente ricomposta. Soppesa la mia carne, accarezza il telaio di ossa sottili che si intravede sottopelle e il mio muso, i fanali sbarrati di luce, le piccole prese d'aria, e mi strizza la bocca, quella bocca che presto rifornirà di sperma. Con una gamba Lui fa allargare le mie poi ci si sdraia in mezzo, steso sul lenzuolo, come un meccanico intento a ispezionare il punto in cui si aggancia la frizione inserendo una marcia più alta, il punto in cui si sgancia lasciandomi andare in folle, il filo da tagliare per sabotare i freni. Controlla la lubrificazione dei miei due cilindri in cui scorrerà il suo pistone, rendendola più abbondante con uno sputo.

Attacca due piccole pinzette ai miei capezzoli, come ai poli della batteria di una macchina. Il filo nero fa arrivare una scossa al cervello, quello rosso al cuore. Una scintilla mi scoppia negli occhi. La macchina freme, il mio sesso è caldo, sono pronta a partire.

Obbedisco alla sua cintura che scivola dai pantaloni e viene a leccare spietata la mia pelle, pelle che diventa rossa perché dentro corre il sangue in un circuito veloce. Il sangue contagia i miei pensieri come una demenza all'etere. La demenza non fa domande, si limita a muovere il mio corpo. Obbedisco quando Lui dice «balla» una musica che non esiste, «balla da troia, invitami a salire», obbedisco quando dice «piegati» e la mia fica ammicca alle sue voglie come una strada libera. E Lui si fionda a pistonarmi, frenando solo per non perdere il controllo, per non uscire di strada e restare in scia, regolando la curva del suo corpo aggrappato ai miei seni, cambiando continuamente le marce tenendo tra le dita il mio clitoride, finché non troviamo l'armonia del nostro accoppiamento meccanico e allora Lui spinge, spinge, spinge dentro di me, la frizione ci salda, ci unisce sfumandoci nella velocità come una cosa sola e gridando tagliamo in fretta il traguardo.

Ansimo. Ho bisogno di una ventilazione supplementare. C'è così tanta aria. Sopra di me. Ma. Non riesco a respirarla. Tutta.

«Aspetta a raffreddarti che non hai ancora finito. Non hai ancora superato il limite».

Sogghigna stanco, io lo guardo stralunata, senza capire cos'abbia in mente. In una mano impugna una bobina lucida di nastro adesivo, nell'altra una pallina gommosa attaccata a una cinghia.

Obbedisco quando mi dice «stenditi», obbedisco quando mi dice «dammi le mani» e le lega assieme ai piedi, come un fiocco di arti al centro del petto. Obbedisco quando mi dice «non gridare» e mi riempie la bocca di gomma. Mi infila un cuscino sotto la testa e dice: «Così non puoi farti male».

Lui sorride ancora, sembra quasi commosso quando mi accarezza con le mani bagnate di lubrificante e tira fuori dallo zaino, uno per volta, tre vibratori. Un'imbragatura elastica con una farfalla che vibra sul mio clitoride. Un vibratore di silicone nero con delle venature spesse, da androide, che va a riempire la mia vagina. Un vibratore più sottile, un pungiglione che si infila a ronzare nell'ano.

Sono un corpo farcito di macchine. Sono una mente vuota. Sono un desiderio che vibra. Sono un cuore pieno.

Il tempo si è fermato, muto. L'orologio è stato forzato. Va avanti e indietro. È sempre, all'incirca, lo stesso momento.

I vibratori mi si divincolano dentro e mi fanno godere, fondere, sbavare un orgasmo nell'altro, oltre il dolore, oltre le resistenze dell'anatomia, trasformando quel male stremato che brucia in un piacere che non è concesso ai comuni mortali, ma solo agli ibridi e ai mutanti. E Lui mi guarda, mi guarda con lo stupore perverso di un ragazzino che si compiace a torturare lucertole, mentre tremando trabocco energia.

Piangendo per una sensazione che non so distinguere, con quel poco di fiato che mi resta in gola, sussurro: «Non ho mai pensato di poter andare così lontano, tra le mie stesse gambe».

***

Quando mi sveglio di fianco a Lui sono ancora fradicia di un sogno troppo reale. Il suo sperma è scivolato come un ruscello di latte tra le mie gambe addormentate. Le lenti a contatto mi si sono appiccicate agli occhi come un effetto collaterale. Fuori c'è la luna, netta come una bruciatura di sigaretta in un lenzuolo. Barcollo verso il bagno e poi mi impallo a pensare mentre osservo quel filo perlaceo ricadere nel laghetto del gabinetto, elastico come un indizio. È una traccia di Lui che mi resta tra le gambe, a dondolarsi attaccata al mio cuore, come la tela di un ragno, morbida e stretta, da cui non riesco – non voglio, non voglio – liberarmi. Voglio restare in balia, in attesa di quel morso letale, voglio rigirare urla e saliva in bocca, voglio tenermi aggrappata a quel gusto che non sbiadisce neanche col sapone, perché ormai mi appartiene. Come io appartengo a Lui. Come oggi, quando è venuto dentro di me – me che ero lontana, me che avevo bisogno di sentirgli deglutire l'orgasmo e spruzzarlo bollente, me che vorrei poter replicare infinite volte la sua eiaculazione dentro di me, perché è sentendo che Lui gode che, toccandomi appena, vengo anche io – e dopo mi sono masturbata con il suo sperma per non lasciarlo andare, per non perdere quel filo che mi riconduce al centro di Lui, conservando sulle dita fiocchi di piacere liofilizzato.

Torno verso il letto e una goccia riesce ancora a fuggire, sormonta l'interno coscia, si lancia in picchiata lungo la gamba e poi si impiglia dietro il ginocchio, pinzata da un passo, mentre mi avvicino a Lui che dorme con quel suo muso placido e soddisfatto, schiacciandolo come un'ombra sul fondo di una grotta.

Pausa. Silenzio. Smanio. Ho ancora voglia.

Voglia di sciogliermi. Voglia di districare i suoi

nodi come Lui sta facendo con i miei, tirando uno ad uno i fili della sua retina per scoprire come la fantasia lo trastulla e la sua mano la segue. Per imparare a provocare le sue secrezioni e la sua dipendenza dal mio corpo, come Lui sta facendo con me. Sarà un piccolo omaggio in segno della mia gratitudine schiva, una piccola vendetta per la mia insonnia esangue.

L'insegna di un cinema a luci rosse continua a lampeggiare ammiccante nella strada più malfamata della mia mente. Ogni battito di ciglia è un frusciare di giornali che si abbassano scoprendo desideri perversi. Ogni minuto passato a guardare Lui proietta pellicole vuote in cui imprimo ricordi e invenzioni orgiastiche.

Mi sta ancora scopando il cervello con quei sussurri osceni che insinuava al mio orecchio, impartendo ordini con voce calma, piegandomi alla sua voglia salda, promettendo arpeggi lascivi al mio ventre. Promettendo assalti, sussulti e schizzi alla mia fica o alla mia bocca, che schiumavano eccitate nell'attesa.

Mi sta ancora scopando il cervello con quella voglia violenta che gli ho visto negli occhi, mentre mi tirava i capelli. Bisbiglio.

Guarda cosa mi hai già fatto, instillando l'amore goccia a goccia. Immagina cosa potresti farmi, se lo volessi, lasciandoti scorrere. Immagina cosa potrei fare, se mi mettessi alla prova, se solo mi chiedessi di darti un po' di più. Se solo mi spingessi oltre. Oltre me stessa, oltre il burrone, fuori dal corpo, poi di nuovo dentro. Fino a rendermi una cosa, nient'altro che una cosa in tuo

possesso. Una cosa che puoi riempire con i desideri che vuoi. Una cosa che puoi usare. Trasformare. Animare. Dominare. Perché è quando non sono niente che riesco a essere tutto.
Una bambola di carne.

***

Quello su cui rifletto, pensando alla vita di Eva mentre scrivo la solita noiosa lettere di routine in ufficio, è come – a quanto mi sembra – la maggior parte delle donne usufruisca quasi inconsciamente della propria vagina, persino abusandone, facendoci entrare peni a caso fino a farsi ingravidare una o più volte e a partorire, esaurendo così la sua funzione – e quella della loro sessualità – nel loro ciclo riproduttivo. Mentre non esplorano che minimamente le potenzialità del loro clitoride, come se non sapessero neanche a cosa serve, senza dedicarsi a un percorso, come quello che sto facendo io.

Un giorno mi telefona, chiedendomi se sono libera dopo il lavoro, perché vuole farmi conoscere un tizio che ha incontrato per caso, «un po' come tutti gli altri, ma che è diverso dagli altri, così, a pelle» tanto che non ci ha ancora scopato, battendo ogni record di resistenza. Quando la vedo, quella stessa sera, mi azzardo a chiederle come sia diventata la una vita sessuale, ora che aspetta un bambino. Lei risponde «Ne faccio tranquillamente a meno. Sai, ora ho altro a cui pensare» e si accarezza il ventre, che accenna a diventare tondo, confermando il sospetto delle mie teorie. Poi alza una mano, quasi sbracciandosi a salutare un tipo sulla quarantina.

Mi dice sottovoce: «Ti prego, dimmi cosa ne pensi, tu che sei più ponderata».

Se solo sapesse cosa ho voglia di fare.

***

Anche se il desiderio che provo per Lui e le flagellazioni che riesce a infliggermi sono ben più grandi del mio tormentarmi sulla questione, la mia curiosità mi spinge a domandare al Dottore perché riesco a godere – in forme acute, direi – solo quando mi sento vuota dei miei desideri e riempita dei suoi, sottomessa e quasi degradata a uno stato inferiore della mia volontà, presa in modo brutale, animalesco. Quando provo nello stesso istante un po' di dolore, a cui si impasta, più abbondante, il piacere. Gli chiedo se sono una masochista.

Lui fa il suo solito sorriso, così familiare – non paterno, ma da zio, da fratello maggiore.

«È assolutamente normale. Sai, a livello cerebrale sono aree vicine, comunicanti, quasi indistinguibili a volte, quando una stimolazione adeguata le connette». E io le unisco allargando le cosce, cavalcandole a gambe larghe.

«Non a caso, provare piacere innalza di parecchio la soglia di sopportazione del dolore». Rassicurata della mia normalità, mi lascio trasportare dalle mie piccole perversioni.

«In alcuni casi si rischia di farsi veramente male».

***

«Ma non ti fa male camminare così tanto con questo caldo? Cioè, al bambino?»
Il sole sta sbiadendo il mio cappellino di paglia e la sua ricrescita castana nella testa bionda.

Ha smesso anche di farsi la tinta, da quando ha saputo che era incinta. È una bambina. Ha deciso che la chiamerà «Neva. Perché così sarà come me, ma con qualcosa in più». Le ho detto che è la solita egocentrica.

«Nonono» risponde. «Cos'è? Ti preoccupi per me?» sorride. Mi prende la mano, come quando eravamo bambine. La sua pelle è vellutata come allora. «Però adesso devo riposarmi un po'». Ci sediamo su una panchina. Poi dice: «Piuttosto: sono io a essere preoccupata per te. Cos'hai? Sei così ombrosa. Parli anche meno del solito. Non mi racconti più niente. E ogni tanto vedo che ti fermi a pensare rapita da qualcosa, e non sembra qualcosa di bello. Ti vedo inquieta». Resto in silenzio, poi lei cerca di sdrammatizzare. «E poi non è da te lasciarti crescere così tanto la frangia. Dovresti tagliarla un po', sai?»

Scocciata, le rispondo solo che si vede proprio, che sta per diventare mamma.

Una sera mia madre mi piomba in casa. Mi dice: «Sai, dovevo fare una commissione da queste parti, e ho pensato di citofonarti». Resto in piedi, fumando una sigaretta di fianco alla finestra. Si versa un bicchiere d'acqua, si asciuga un po' la fronte con un fazzoletto. Poi si ferma a guardare i disegni e i dipinti sparsi qua e là, tutti raffiguranti scene di sesso, di me e Lui che scopiamo in posizioni antigravitazionali, troppo profonde, troppo divaricate, orge di genitali che si mischiano, mezze figure di corpi femminili dove ho schizzato a biro possibili ipotesi sulla disposizione degli organi interni. Tutta contenta, dice: «Oh, che bello! Hai ricominciato a dis...» Alza le sopracciglia. Non volevo che li vedesse. Prende un respiro, cercando di far finta di niente, chiedendomi con una normalità forzata «Allora, come stai?»

«Bene», ma sa che non è così. Come potrebbe non saperlo? «Tesoro mio», parla dolcemente, accorata. «Sei così sciupata in viso. Hai delle brute occhiaie... cosa ti prende? È di nuovo l'insonnia? O sei solo stanca?» e io vorrei solo risponderle che no, non sono mai stanca delle mie scopate.

***

Sto sviluppando uno strano feticismo per Lui, per il suo corpo, una D come Dipendenza da cui non voglio Disintossicarmi. Anche quando è qui, mi manca. Anche quando mi è dentro mi sento vuota. È una nostalgia disperata di un futuro che non arriva. È una presenza che incombe, una premonizione confusa che si aggira tra i miei nervi e mi fa girare gli occhi a cercare Lui, credendo di vederlo da tutte le parti.

Ho bisogno che i suoi baci mi brucino come la lisciva, che le sue mani mi sradichino il cuore dallo sterno e che il suo cazzo mi perfori per fare uscire il male che ho dentro. Ho bisogno che Lui mi faccia morire – venire – di un amore violento, fatto di possesso e perversioni, di passioni incontrollabili, per poter resuscitare. Ho bisogno che Lui mi scopi finché non ci sarà più nulla da pulire.

Il Dottore mi ha detto che il piacere è come una droga. Mi racconta un'altra delle sue storie, ma questa volta non è una metafora. «Facendo degli studi – piuttosto crudeli, che disapprovo, sui topi – degli scienziati hanno scoperto che collegando degli elettrodi alle aree del piacere nelle teste di quelle piccole bestioline, e poi collegando gli elettrodi a una leva che produceva una scarica di energia, quei semplici roditori passavano tutto il giorno a farsi un elettroshock orgasmico, continuando a saltare ripetutamente sulla leva. Fino ad ammazzarsi. La dipendenza diventa reale. Un orgasmo produce le stesse reazioni chimiche e libera nel corpo le stesse sostanze del benessere di moltissime droghe. Come l'eroina».

Nel mio caso, invece, sembra essere una droga dall'effetto che si altera di volta in volta, in modo non sempre piacevole.

***

Un filo di carne mi è rimasto tra i denti dal pranzo. La donna della carta anatomica mi guarda dall'alto della sua cornice, minacciosa, criptica, esponendo i suoi organi stampati ai miei dubbi, mentre cerco di rimuoverlo morbosamente con la lingua.

«Cosa c'è davvero al centro del piacere?» chiedo al Dottore, perché nonostante tutto, nonostante tutte le sperimentazioni e gli orgasmi e i gemiti e i progressi, ancora non ho raggiunto quello che voglio. Quello che ho sempre voluto, e che adesso sembra così vicino che non riuscire ad afferrarlo mi sembra davvero *anormale*.

Il Dottore dice: «Il cuore è il muscolo più potente che abbiamo. Pensa molto più di un cervello, si contrae per molto più tempo di un orgasmo. Il cuore desidera. Il cuore illumina. Tu sei sicura di aver trovato il tuo?»

***

«Dov'è?»
«Dove cazzo è finito?»
Lo cerco dappertutto, ribaltando la casa costipata di oggetti inutili e detriti personali. Lo cerco sotto il letto, negli armadietti, dietro pile di libri impolverati di pigrizia e di seghe mentali.

Impreco indemoniata con i capelli che mi saltano in testa tra le mani, girando in tondo, schizzando come la pallina di un flipper per tutti gli angoli della casa, ingrassando il mio montepremi d'incazzatura.

Ero – era – così felice quando me l'ha dato. Non posso averlo perso. Semplicemente non posso.

Me lo cerco addosso, nelle tasche, tra le pieghe dei vestiti ammonticchiati sulla poltrona, nelle coppe imbottibili del reggiseno, nella cesta della biancheria sporca, tra le mutande usate, nei calzini arrotolati.

Chiedo a Eva se l'ho dimenticato a casa sua, al Dottore per sapere se mi è scivolato dalla tasca, dietro il letto ad acqua o tra i cuscini del divanetto o magari all'interno del suo calco di vagina in plastica. Chiamo persino la portineria dell'ufficio per sapere se qualcuno delle pulizie l'ha consegnato tra gli oggetti smarriti. Chiamo Lui.

«Ce l'hai tu? Mi hai fatto uno scherzo? L'ho lasciato da te? L'hai visto da qualche parte?» in macchina, sul cruscotto, continuo a pensare, cercare: al supermercato, nel carrello, nel banco frigo, in un tombino, in motel, nella vasca idromassaggio, nell'erba, in un bicchiere, nel pensile delle stoviglie, in una pentola, tra le assi del letto, tra le lenzuola, sotto il materasso, sotto il cuscino, non il mio, il suo, sotto il pavimento, sotto il tappeto, vicino al cesso, nel sifone del lavandino, dietro lo specchio, in quella scatola di cartone, sotto al tavolo, sul tavolino, nell'armadio, in uno dei mille cassetti, quello sopra, no, quello sotto, nella pattumiera...

No.

L'ho perso in un momento. Quando. Oddio. Non lo so. Non mi ricordo. Cazzo. Me l'ha regalato Lui, era mio. Non posso averlo perso. Semplicemente non posso.

Disperata, mi accendo una sigaretta dal fornello, strinandomi la punta delle ciglia, la frangia, forse qualche pelo del naso.

***

Il suo cazzo è un promontorio su cui arrampicarmi a colpi di lingua, finché in cima non sventola una bandiera bianca. È una montagna da racchiudere nell'atmosfera. È un picco di roccia da scalare a mani nude, un ghiacciaio, un ghiacciolo da succhiare piano tra le gambe, spalancando gli occhi tra le ciglia.

Lavorando di muscoli risalgo, arrivo al picco aguzzo, barcollo in cima. Manca solo un passo, e poi potrò piantare anch'io la mia bandierina al di là del muro.

Mi aggrappo al lenzuolo quando sento la punta dell'orgasmo che mi buca la carne come un ago lento e nella mia testa e nell'aria urlo Sì, Sì, Sì per distruggere quel muro di negazione con tutte le mie forze, prendendolo a picconate, offrendolo ai suoi colpi pesanti, alle sue pugnalate perfettamente ritmate. Ma non affonda, non trafigge, non uccide, non devasta. L'ago si ritrae, timido, lasciandomi carica di un piacere statico. Incompiuto. Da ritoccare con le mani, come sempre, come mai. Ma anche il mio clitoride sembra bagnato solo di cera, impermeabile. Il sangue si tampona in un ingorgo, i nervi si accavallano, si annodano stretti come un cappio, il respiro si mozza, i battiti scemano, poi tornano costanti. Mediocri.

***

In ufficio, il lavoro sembra anche più faticoso e noioso del solito, le lancette degli orologi ancora più pesanti da spostare per arrivare a fine giornata, tanto che ho anche smesso di mettermi il trucco e in tiro, allentando la stretta degli abiti, preferendo indossarne di più semplici e ampi, che camuffino sotto gonne larghe il tendone da circo delle mie piccole mutazioni, degli errori umani, dei miei fenomeni da baraccone, delle mie fantasie morbose, suscitando di certo la massima disapprovazione da parte della Direzione. E delle ornitologhe, che ho deciso semplicemente di ignorare perché ho pensieri molto migliori da fare, ma che hanno ricominciato a insultarmi a ogni sguardo e a scoccare frecciatine, a farmi lo sgambetto nei corridoi sperando di farmi inciampare, nonostante la mia indifferenza. Che però sembra avere effetto almeno sul mio capo, che se prima non mi salutava ora non mi guarda neanche, come una merda che non ci si voglia accorgere di aver calpestato per strada.

L'unico ad avere pressappoco lo stesso atteggiamento nei miei confronti è Selezione-del-personale, che nonostante sembra abbia fatto amicizia con tutti – o forse fa solo parte del suo ruolo – continua a osservarmi in silenzio, da lontano, trasmettendomi vibrazioni inquietanti che non riesco a decifrare, voltandosi lentamente ogni volta che passo davanti al bagno, mentre lui fa il simpatico alla macchinetta del caffè. Ma la cosa non mi tocca, non più di tanto.

Sono alla mia scrivania, nascosta dietro il vecchio monitor a tubo catodico, appassionatamente intenta a disegnare con la biro un corpo pieno di buchi attraverso cui Lui possa arrivare al centro di me, poi la testa di Lui che mi rotola tra le labbra, quelle del basso ventre, tenendo in bocca il mio cuore. Sono così impegnata che lo stemma stampato su tutte le pagine dell'agenda di fornitura aziendale scompare velocemente coperto da linee frenetiche di inchiostro, e me ne compiaccio. Cancello anche gli appuntamenti che avevo segnato, rifinendo ogni più piccolo particolare, disegnando su altre pagine Lui che mi scopa il cervello e il suo cazzo che mi penetra infilandosi nel solco tra i due emisferi, producendo brividi liquidi, che riproduco aggiungendo punti di luce. Sento una voce arrivare da sopra la mia testa. È Selezione-del-personale che allibito si lascia scappare un «che cazz...» e strappa i fogli disegnati dalla mia agenda, portandoseli via con una camminata di sdegno. Io resto con la biro in mano, sicura di aver appena fatto un ritratto fedele alla mia condanna.

***

Quando esco dallo studio del Dottore è troppo tardi, stasera. Il sole estivo è già calato e con il buio l'aria è diventata più fredda. I balconi in ferro battuto sembrano budella scolpite, la grata dell'aerazione infossata nell'asfalto un polmone collassato. Un angolo di marciapiede è crollato sotto i passi. Senza che io lo voglia, i miei piedi, i miei organi stanno tornando scomposti e azzoppati al punto di partenza. Prima che io faccia quadrare il cerchio, la spirale si sta richiudendo di nuovo nella sua ossessione. All'orgasmo che non arriva.

Eppure. Sono stata brava. Ho combattuto. Ho sanguinato. Ho seguito tutti i percorsi, le istruzioni, le indicazioni, gli ordini. Qualcuno deve aver scambiato i cartelli e i segnali, qualcuno deve aver deviato la direzione, spostato un masso, spostato il sesso, il cervello, o forse il cuore. Dove dovrebbe esserci il tesoro, c'è solo deserto sterile. Non ci sono acqua né palme, solo scorpioni e sabbia abrasiva con cui scorticarmi di sete.

Il Dottore ha detto: «A volte la mappa è troppo strutturata e complessa, rispetto al territorio. La tua fantasia ha surclassato la realtà. L'arrivo si sposta sempre più in là. In pratica, non esiste».
Non sono riuscita a cambiare niente.

***

F come Frustrazione.
Le risposte che vorrei tardano ancora ad arrivare. I dubbi mi assalgono di nuovo, ripetendo lo schema della mia ossessione.
Era lì, nella mia mente, proprio dietro l'angolo. Mi faceva la posta, aspettando la mia deviazione. A poco a poco mi sono avvicinata. All'inizio i dubbi sono ancora informi, li vedo appena, come dietro a una vetrina sporca da cui si intravedono cianfrusaglie e pistole. Poi si mostrano più definiti. Hanno il volto di un rigattiere che vende sospiri intrappolati nelle gemme squadrate degli anelli, e di una baldracca ubriaca, con il neo a lato della bocca disegnato con un pezzo di carbone raccolto dalla stufa.
In coro mi chiedono: «E se il problema non fossi tu? Se il tuo problema fosse Lui?»
«Forse è lui che non ti dà quello che ti serve, che non ti sa fare?»
«Cosa daresti per avere il tuo orgasmo?»
«Cosa darei? Darei tutto pur di non essere la recita incipriata di me stessa. Tutto per non essere più una donna a metà. Tutto per sentirmi completa. Per poterlo amare davvero».
«Anche la tua fedeltà?»
I dubbi mi propongono di provare un gigolo,

dicono: «Uomini che far godere le donne lo fanno per mestiere, magari sono più bravi di Lui».

«Non voglio un altro uomo, io...» tentenno.

«Oppure» mi dicono, posso «ripiegare su articoli di un prezzo più basso, ma c'è solo una parte, bada, è quella che conta: dai venticinque ai trentacinque centimetri».

Confusa farfuglio. «Ma io, io voglio L...»

Poi un sabato pomeriggio, mentre sfoglio una rivista in edicola, finalmente una lampadina si accende, e mi sembra di aver trovato la mia via di uscita. Una pillola tonda come un gettone per distributori automatici di orgasmo, una pillola che aumenta il piacere, una pillola che scatena contrazioni, svenimenti, tachicardie. Una pillola che potrà guarirmi con una sola piccola controindicazione: una – tutto sommato – insignificante dipendenza. Eccolo, il mio contraccettivo per pensieri e inibizioni. Un viagra rosa. E tutto andrà bene. Tutto sarà perfetto.

Entusiasta, arrivo dal Dottore saltellando, sentendo i barattoli di pillole che mi suonano in testa come maracas, canticchiando

Basta un poco di zucchero e la pillola, va giù
La pillola va giù
Il cazzo va su
E tutti e due godrem di più.

«Posso prenderla? Posso?»

Il Dottore mi guarda dal basso, serio, con il mento appoggiato sul petto, l'indice e il pollice incollati e simmetrici a formare una vagina di dita, come una pensierosa ammonizione. Prima di parlare sento la sua lingua che si stacca dal palato e schiocca nel silenzio come un singolo colpo di frusta, e il suo «Mi dispiace, ma non posso più aiutarti» viaggia più lento, nell'aria. Mi ferisce. Resta immobile.

«Stai andando in una direzione completamente sbagliata. Stai buttando tutto nel cesso. Tutto quello che hai fatto. Finora. Tutti i tuoi progressi».

Le sue parole sono un ceffone che mi fa tremare la testa. La sento calda, bruciare.

Chiudo gli occhi, sprofondando nel letto ad acqua. Poi un rigetto mi spinge via e mi fa rimbalzare verso la porta con addosso una vergogna furente, inseguita dallo sguardo pesante del Dottore, per non fare mai più ritorno.

***

La porta di casa si richiude alle mie spalle con un tonfo. Sono io che la sbatto.

Sento solo rabbia. Una rabbia ripugnante che mi fa accartocciare su me stessa stridendo come una bottiglia di plastica.

La mia mano diventa dura. Strizzo nel pugno il mio monte di venere come il muso di una stupida bestia in rivolta, un bracciante in sciopero, una creatura irriconoscente. Cosa sei?

***

Mi dico che questo sarà l'ultimo, disperato tentativo.

Gli dico: «Dai, dimmi cosa vorresti farmi».

Il filo del telefono avvolge il mio dito nelle sue spire di plastica e mentre parliamo quello che Lui non dice mi strangola.

Non dice: «Scoparti legata, appesa al soffitto» o «Scoparti vestita, schiacciata alla porta».

«Divorarti la fica» o «Farti leccare il mio sperma da un piatto».

«Solo starti dentro, dentro per sempre».

Sembra che Lui non abbia poi tanto bisogno di me, non come io ne ho bisogno. Non necessità costanti, che mi consumano e mi massacrano i pensieri e mi mordono il petto finché con le mani, il cazzo e la lingua Lui non arriva a placarle. Sono solo flebili richiami, i suoi, distrazioni che gli fanno appena ballare gli occhi durante le mie genuflessioni, durante quelle divaricazioni che spingo al paradosso per invogliarlo, adorarlo, pregarlo. Prego, prego affinché Lui possa ordinarmi, dispormi, usarmi per il suo godere fino a farmi diventare una creatura in cui infondere vita, battiti, emozioni. Piacere.

Il tabacco alla vaniglia mi sta dando la nausea ma arrotolo l'ennesima sigaretta della giornata, arrovellandomi nel cercare le parole che possano farlo diventare un amante feroce? Cosa posso fare ancora per istigare i suoi desideri più scellerati a calare sul mio corpo?

Mi dono, lo allieto, mi spalanco, sperando d'un tratto di poter scorgere un bagliore di generoso, misericordioso, lussurioso sadismo scaturire dai suoi occhi. Una violenza che solo l'amore può avere e usare con delicatezza dirompente. Ma non c'è mai.

Indugia, suona vacuo, assente.

Tu. Tu.
Tu. Tu.
Dico: «Ah» e Lui sta in silenzio.

Il serpente della delusione striscia risalendo dal mio ventre, agita i suoi sonagli nel mio stomaco, sibila, fino ad arrivare alla mia bocca. La mia lingua è la sua testa. Tra i miei denti c'è il suo veleno.

Attacco.

***

«... mi chiedo se ti faccio così schifo da raccogliere con quelle tue dita solo le briciole di tutta me stessa, di tutto quello che ti offro. Tu non mi ami». E non ricordo altro di quello che ho abbaiato isterica, stretta all'angolo di questa camera di motel. Così. Piccola. Così. Opprimente.

Nello stesso momento in cui finisco di parlare, la mia ingiustizia mi trafigge per riflesso, mi congela e i miei occhi scoppiano come bolle di vetro.

Lui mi guarda con la stessa rabbiosa indulgenza che si riserverebbe a un cane che ha appena pisciato sul tappeto. Pisciato sul tappeto buono o strappato una tenda.

L come le Lacrime che mi scorrono sul viso bollenti, furiose, appestate. C come la Cintura dei suoi pantaloni che slaccio per potermi attaccare al suo cazzo, chiedendo perdono, supplicando possibilità. Pietà. Pietà. È con la pietà che mi raccoglie, ancora una volta.

Facciamo l'amore contorcendoci, con una tagliola conficcata nel petto, con una passione deturpata dalla delusione e dalla rabbia, per questo sentimento sfregiato e ormai irriconoscibile che si dibatte tra di noi. I miei demoni ci graffiano la schiena, emettono pensieri patetici, grotteschi, morbosi, ma la mia fica è così bagnata, come se fosse la cisterna che ha raccolto tutte le mie piogge e che ora si riversa implacabile, sbrodolando un mormorio incessante di ti amo ti amo ti amo ti amo ti amo ti a...

Fumiamo, abbracciati ma immobili come statue, obbligati a stare vicini da una solitudine più fredda del marmo, ognuno a tormentare i propri pensieri. Lui schiaccia la sigaretta nel posacenere come un insetto e mi dice: «Vestiti che ti porto a casa».

Stiamo in silenzio per tutto il viaggio e io guardo i tralicci dell'alta tensione fuori dal finestrino, che tramontano e si spengono nella notte, e i campi gonfi che si spogliano per far posto al cemento frigido della città. Vorrei lanciarmi, vorrei lanciarmi dalla macchina in corsa e lasciare che il mio corpo venga travolto dalle lamiere, da altre macchine, rotolando scomposto fino a diventare una poltiglia che penetri nell'asfalto, fino a scomparire.

Quando apro la portiera mi dice: «Ho bisogno di pensare. Mi faccio sentire io».

Annuisco e mi volto, con lo sguardo pietrificato dalla paura di perderlo, la lingua incapace di produrre alcun suono, che resta atterrita, appiccicata al palato. Non riesco neanche a dire «Scusa», «Mi dispiace», «Resta». «Non te ne andare».

***

Seduta alla mia scrivania, fisso catatonica il monitor. Sembra sempre grigio. Penso che oggi è l'ultimo giorno qui dentro per le prossime tre settimane, e trattengo il respiro perché se uscissero parole sarebbero volgari, troppo intime per un ambiente lavorativo, e mai e poi mai vorrei che le quelle tre megere mi vedessero piangere, proprio adesso. Aspetto che passi anche questa giornata.

L'apnea viene interrotta da Selezione-del-personale che si presenta davanti a me e mi dice di seguirlo nella saletta piccola, dove avevamo avuto quel primo, inquietante colloquio. Mi aspetto il peggio, senza avere la forza per cercare di scongiurarlo. Quello che mi propone non mi sorprende: un trasferimento in un'altra città, molto lontano da qui. Lo fisso assente, con occhi immobili, sbarrati. Rispondo atona che non se ne parla, senza esserne poi tanto convinta, come se in fondo non avessi più nessun motivo per restare. R come Resistere. Dice che mi dà del tempo per pensarci, che dovrò dargli una risposta al rientro dalle ferie. «Altrimenti l'azienda sarà costretta a prendere in considerazione una soluzione più drastica». Normalmente direi che «voglio il mio avvocato!», ma non lo faccio. Poi di colpo mi è vicino, troppo. Si allenta un po' il nodo della cravatta, si schiarisce la gola, il suo gozzo va su e giù, mi cinge con le mani i fianchi. Mi dice: «Oppure», un oppure oppiaceo, che si muove al rallentatore echeggiando nell'aria, come se potessi già sentire le parole che la sua bocca sta per pronunciare, guardando le sue labbra che si contraggono sopra i denti ingialliti dal fumo «Potrebbe esserci anche un'altra soluzione che devi solo accettare». Mi mette una mano tra i capelli, il suo respiro s'insinua in un orecchio. Dice «Sai, mi piacerebbe tanto scoprire cosa nascondi, sotto quell'aria banale».

E io mi chiedo se poi mi sia rimasto ancora qualcosa. Da perdere.

III
Guarigione

Giorni vuoti.
Tornerà?

Resto per giorni – quanti? – distesa sul letto. Sono una clessidra orizzontale in cui non passa il tempo. Il corpo di vetro, fragile. L'interno di sabbia, sterile.

È scoccata un'altra ora. Forse. Qualcun altro dev'essere morto in questo momento.

La città si è svuotata di colpo, come se con Lui avessi portato via il resto del mondo. E ho anche finito il mio tabacco alla vaniglia, una delle poche cose che mi restavano di Lui, da centellinare. Resta solo lo scheletro disabitato della metropoli, con le sue vie inutili, statiche, da fotografia, con le sue case dalle tapparelle abbassate come fossero in lutto, con le vetrine dei negozi impacchettate di carta bianca che a poco a poco si ingiallisce al sole. Resto solo io, con il mio respiro sigillato in una bara e il cuore teso, pauroso, in attesa del collasso.

Non c'è nessuno. A tenermi la mano.

Sono tutti in ferie, ma a me sembra un non-lavoro forzato. Solo mia madre è qui, appena tornata da una crociera in Scandinavia. Ma non voglio che mi veda così. Eva è con il suo nuovo compagno, che sembra un tipo a posto e ha promesso di arginare le sue smanie di abbronzatura e di accontentare tutti i suoi capricci da gestante. Di Lui non c'è traccia. La mia unica speranza era vedere il Dottore, ma a tutte le mie chiamate ha risposto la sua voce registrata sul nastro della segreteria telefonica. Una volta, però, mi è sembrato di sentire una voce, un respiro, dopo il bip. Ma sarà in vacanza anche lui, sulla spiaggia, assieme a bambini che giocano con effimeri palloni gonfiabili, ragazzi con le palle gonfie di ormoni, uomini che le riempiono e le svuotano come gavettoni a ferragosto, approfittando dei saldi di fine stagione. Almeno, è questo che voglio pensare, rimpiazzando di congetture un'altra perdita cruciale. Mentre ammuffiscono i vestiti che Lui ha lasciato da me, mi circondo del suo odore, avvolgendomeli addosso per tenermi al caldo e sudare tra le sue braccia vuote di stoffa. Non provo neanche a chiamarlo. Ho troppa paura delle sue risposte.

Adoro le sue ascelle. Quelle sotto cui mi nascondevo dormendo, acquattata come un girino per rubare la sua essenza, raccogliendola scavandomi l'abbraccio con la testa.

I ricordi mi assalgono redivivi, come mummie a cui non posso togliere le bende per mantenerli intatti. Mi arrivano all'orecchio. Mi chiedono di *fare cose*.

Mi hanno chiesto di essere più nuda.

Allora ho strappato uno a uno i peli del mio corpo. Li ho strappati con una pinzetta affilata che riuscisse a estirparli dalle radici. Li ho strappati come spine dal cuore per pugnalare le gambe, cercando di trapiantare il male dal petto alla pelle.

Mi hanno chiesto di scrivere missive da consegnare ai piccioni in pensione sulla grondaia. E io ho scritto lettere che non ho mai spedito pensando a Lui, calcando la mano, imprimendole in tutti i fogli del mio quaderno, per poi scarabocchiare tutto di nero isterico, indelebile. Dolore.

S come un Sorriso allungato col coltello.

Poi i ricordi mi hanno chiesto di tornare indietro.

Allora ho contraffatto i calendari sottraendo numeri con la penna. Allora ho squartato gli orologi e le loro lancette come le gambe di una puttana.

Allora ho tagliato i capelli con forbici da sarta dalle larghe lame d'acciaio. Ho tagliato tre volte. Ho tagliato i capelli corti e castani sopra le spalle. Dritti come il fendente di una sciabola, obliqui come la scimitarra moresca, frastagliati sulle punte dalla rabbia come le pagine strappate dal mio diario. Recisi come code amputate di netto. Una volta caduti a terra, hanno smesso di muoversi. Quelli che sono restati attaccati allo scalpo si sono arricciati inorriditi, guardandoli dall'alto. Io ho abbozzato una smorfia, quasi di sfida: sono come quando io e Lui ci siamo incontrati.

Ripenso sempre all'inizio della nostra storia. Mi commuove sempre, come un flusso di mestruo non fecondato, un endometrio sformato, una possibilità incerta. Come ventotto giorni passati aspettando Godot.

Che giorno è oggi?

Piango come una madonna dalle lacrime nere d'inchiostro mentre persevero nella mia flagellazione. Masturbandomi, pensando a Lui. Simulando la sua presenza.

Ti piaceva scoparmi così, vero? Con il culo all'aria, quasi da prendere a calci, quasi da parcheggiarsi nel mezzo? Quasi da metterci il lucchetto, da quanto si apriva. Ti piaceva quando allargavo le gambe, quando allargavo le labbra con le dita?

I peli che ricrescono le pungono, la mia vagina le morsica, le spolpa da ogni piacere, come una pianta carnivora. Ogni volta – ogni volta ogni volta ogni volta – lo invitava a entrare per soddisfare il suo appetito, quasi fosse un'abitudine prestabilita che rintocca a mezzogiorno e non una fame. Schiudeva le mascelle, ingoiava. Bulimica. Ingorda. E l'orgasmo. L'orgasmo era un cannibale che divorava il suo stesso corpo.

Non voglio più – mai più mai più mai più – pensare all'orgasmo.

***

Persa. Vago per le stazioni semideserte di agosto, cercando Lui lungo i binari, attraverso le arterie, sperando di sorprenderlo nella puntualità delle sue abitudini. Accosto l'orecchio e i palmi all'acciaio tremante. Sperando di acciuffare un indizio e poi scorgerlo sbucare da un vagone, con una vecchia valigia marrone in una mano e un cappello sfaldato nell'altra. In un altro tempo. Io lo aspetto con il cuore annodato e un fiocco stretto tra i capelli, che tormento appassendo le punte. Spaccate a metà come tronchi seccati dal sole.

Mi lascio trasportare sul dorso dei pensieri come una salma, un carico pesante da sgroppare con indifferenza, lasciandomi scivolare sul cemento lastricato di mozziconi pestati e sigarette mal spente. Mi guardo intorno, perlustrando le banchine con occhi di faro. Da destra a sinistra. Da sinistra a destra. Nessuno. Tutti. Potrebbero essere Lui. All'orizzonte. Piatto.

Il caldo impasta i miei movimenti. Cammino in una nuvola di vapore solido e denso, boccheggiando come un'orfana di madre, verso la locomotiva. I suoi contorni ondeggiano roventi di delirio. Visioni.

Lui compare lontano, in mezzo alla gente, come l'unico corpo tra mille sagome di cartone. È l'ultima persona viva, un miraggio d'umanità, il miracolo della sopravvivenza. Le palme hanno la pelle rotta, squamata, le gonne di fronde rovesciate di scandali. Restano ferme, mentre il deserto si muove intorno. Sento coppe di cristallo tintinnare sinfonie d'acqua, un richiamo d'argento percosso gentilmente, un'eco da ricorrere sbandando tra rosee pareti di roccia. Allora corro, corro verso di Lui sollevando il vestito con le mani, ma quando arrivo i calici sono già colmi di una realtà di sabbia. Non ci sono bordi a cui io possa aggrappare le labbra. Ci sono solo granelli da riunire compatti tra le mani, bagnandoli di pianto. Solo bocconi ruvidi con cui consumarmi i denti. La mia bocca resta attonita, con gli angoli calcarei, vacua. Asciutta. Poi si ripiega su se stessa, delusa. Mi fermo, frastornata. Sento parole di piombo che penzolano dalle mie orecchie, allargandone i buchi, obliqui e lunghi come le pupille tagliate di un gatto. Come quella stessa ferita aperta nel mezzo. Al cuore. Al cervello. Alle gambe. Le sento piegarsi, accartocciate di metallo spezzato. Il suo treno è sempre più in ritardo. Lui non arriverà più.

Allora scendo sempre più giù, nelle viscere e nei miasmi della metropolitana, e negli antri dei sottopassaggi stregati dai neon. Il pavimento di gomma nera assorbe le spinte dei passi. Galleggio. Da un angolo di marmo lurido sbuca nodosa e crepata la mano di un vecchio storpio, tendendo un bicchiere di cartone consunto. Appare. Balbetta gettoni. Resto immobile davanti a lui aprendo catatonica il portafogli. E capisco.

Che io facevo l'elemosina dei sentimenti, che il mio amore per Lui era un ricatto. Chiedevo a Lui di innaffiarmi con l'amore che dovevo a me stessa. Chiedevo a Lui di compensare a mano la mia insufficienza cardiaca. Chiedevo a Lui di riempire il bicchiere.

B come un Baratto di macelleria.

S come la grande Svendita dei miei tagli pregiati.

Ho usato il sesso come moneta di scambio, offrendo tangenti di carne in cambio di un assegno d'affetto a titolo di favore personale. Allettavo la carità con la colpa. La mia bocca per un complimento. La mia fica per un fremito di lingua. Il mio culo per una carezza. Nel mio sguardo – lo vedo, ora lo vedo stampato sul cartone del vecchio – c'era scritto: campione gratuito, vietata la vendita.

Barcollando, mi trascino lungo un corrimano scrostato, risalendo le scale a cercare ossigeno. La vernice si solleva sotto le mie mani come una pelle morta, i gradini si sbucciano sotto i miei piedi mentre mi sembra che un filo di cemento sopra di me si sgretoli e piova al centro della testa, franando sotto lo sferragliare di un treno. Sta crollando tutto, sta crollando tutta la mia vita e mi sta investendo. Annaspo cercando una via di fuga e corro verso l'alto con gli occhi pieni di verità troppo salate, cacciate fuori indistinte tra sudore e lacrime. C come Criminali.

Quando emergo di nuovo in superficie, di nuovo nella stazione, un treno sta partendo e io mi ci infilo dentro, trovando il coraggio o forse la disperazione di fare ciò che desideravo ogni volta che passavo di qui per andare al lavoro. Ma questa volta so che non ci sarà più Lui ad aspettarmi, a dire «Partiamo?» Posso solo andare incontro a me stessa, vorrei solo andare indietro nel tempo. La porta mi risucchia pneumatica e il velluto consunto del sedile mi graffia la pelle come una lingua che lecca al contrario. «Merda» mi dico. «Non ho neanche il biglietto», ma per addormentarmi e riuscire a far finta di niente mi basta la cantilena arrugginita del treno.

***

Sono seduta sulla scalinata di una cittadina rinascimentale, sorseggiando una birra all'ombra del campanile. Un tipo in pantaloncini corti e canotta mi passa davanti, tirato da un cagnolino esuberante che cerca di correre con la lingua di fuori. Poi si ferma e torna indietro.

«Ciao? Mi riconosci? Ci siamo incontrati una volta all'ippodromo».

Il bastardino arriva a leccarmi la faccia, prima che lui riesca a prenderlo in braccio, ansante.

«Ah sì. Ciao». Non ho voglia di parlare. È un amico di Lui.

«Come mai da queste parti?»

«Così. È capitato. Tu?»

«Ci vivo!» Non me lo ricordavo, altrimenti sarei scesa altrove, avrei trovato un altro alibi in cui proteggermi.

Mi dice: «Sei sicura di stare bene? Hai gli occhi un po' rossi. Se vuoi ho del collirio». Nota la mia diffidenza. Mi dice «andiamo, facciamo due passi».

«Lo so che non sono affari miei» dice. «Ma l'ultima volta che l'ho visto era giù, e ho pensato che fosse successo qualcosa. Tra voi. Perché da quando state insieme sembra che tu sia l'unico essere al mondo che gli sta a cuore».

Il mio cuore non sta. Non sta per niente bene. Balbetto parole sottili, fragili. Gli chiedo di Lui. Se sa dov'è. Soprattutto dov'è. Sperando che non sia partito per qualcuno dei suoi viaggi veloci.

Costernato, l'amico confessa: «Quando l'ho visto stava salendo in macchina. Mi ha detto che aveva bisogno di sfogarsi».

E mi sfogo anch'io, senza permesso, sulla sua spalla.

***

Non riesco a dormire. L'afa mi intontisce, ma non abbastanza da farmi cadere nel sonno, e un pugno di fame mi allarga lo stomaco, il cervello sfrigola, carico di pensieri statici e premonizioni elettriche che non riesco a sondare ma solo a intuire, attraverso una nuvola di tensione. La faccia della luna morsicata dall'eclissi delle nuvole mi guarda sghignazzando dalla finestra, mentre un'ambulanza ulula lontano, poi vicino, poi di nuovo lontano, sfrecciando tra le buche verso le porte di plastica dell'ospedale. Membrane trasparenti da oltrepassare in barella per trovare una cura. Una congrega di re taumaturghi. L'estrema unzione.

La mia guarigione da questo dolore, da questa specie di stato vegetativo del mio amore per Lui e dalla feroce infezione di disprezzo che nutro per me stessa, è diventata una questione di sopravvivenza. Se non riesco a fare qualcosa, qualsiasi cosa per superare la malattia, sarò già morta. Mi serve P come Pronto soccorso. R come Ricovero d'urgenza. Ma allo stesso tempo ho l'impressione che solo questo dolore in realtà possa ristabilire, armoniosa, la disposizione dei miei organi interni, come un'operazione di chirurgia complessa, in cui possa finalmente vedere attraverso le incisioni e le ferite dov'è finito il mio cuore.

Il giorno dopo chiamo mia madre, ma non è lei a rispondere. È mio padre. Non ci parliamo da dieci anni, con tanta ostinazione che si accontenta di avere mie notizie da lei. Un altro colpo mortale. «Come mai lì?»

«Be', in fondo è stata casa mia» risponde. Ma l'ha lasciata, assieme a mia madre, per farsi un'altra vita. Con un'altra donna. Altri figli. Non me, una bastarda legittima. «Avevi bisogno di parlare con la mamma?» Avrei voglia di dirgli che di certo con lui non voglio parlare, ma il bruciore che sento in gola mi dice che forse dovrei, forse vorrei. Tanto. Ma prima che io faccia in tempo a rispondere, sento lei che dice: «Chi non muore si risente!»

Nel pomeriggio, quando il sole è un po' più clemente, sono di nuovo nella casa della mia infanzia, quella in cui sono cresciuta, l'unica della famiglia che non sembra invecchiare. È un angolo di campagna nascosto tra le mura della città, racchiuso tra le ombre verdi dei ballatoi pieni di piante, che la guardano dall'alto. C'è un piccolo cancello di ferro con la targhetta in maiolica, ci sono i gatti sdraiati tra le piante in giardino, la cassetta delle lettere in legno, i gradini grattugiati dai passi. Poi la porta rossa si apre.

Mia madre mi guarda per un attimo, distante, poi mi abbraccia, sommergendomi di baci di «Come stai? Cosa mi racconti? Ma non sei in vacanza? Sono così felice di vederti» senza lasciarmi neanche il tempo di appoggiare il borsone con le mie cose per il weekend. Aggiro lo sguardo sospettoso verso le stanze, cerco di aguzzare l'udito. «No, non c'è, rilassati. Sistemati un attimo, io ti aspetto in giardino con un bel bicchiere di karkadè ghiacciato. Ti ricordi quanto ne bevevi?» Quel tè rosso, così rosso da sembrare sangue allungato con l'acqua, dissetante, come una trasfusione di vita. Faccio appena in tempo a dare uno sguardo alla mia cameretta – sempre uguale, con il lettino, l'armadio, la libreria che ora è vuota, solo che è più ordinata, ma ci sono ancora tutti i miei dipinti del liceo attaccati alle pareti – che la sento chiamare.

Appena sento rompersi il ghiaccio a contatto con il liquido nel bicchiere, scoppio a piangere, ricordando di colpo quel giorno, all'ippodromo, con Lui. E racconto tutto. Tutto o quasi, perché certe cose sono troppo intime da ascoltare, anche per chi ti ha messa al mondo. Anche se vorrei tanto chiederle – perché è proprio lei che mi ha concepita, perché condividiamo il patrimonio genetico e storia – cosa ne pensa della questione orgasmo. E dell'amore. Il cigolare del cancello mi interrompe, e vedo mio padre con le buste della spesa. Tutti ci fermiamo di colpo, lui con la mano ancora attaccata alla serratura, io con la bocca aperta di stucco, mia madre che dice piano «Tesoro, mi sa che dobbiamo dirti una cosa».

La cosa è che in Scandinavia ci sono andati insieme, ma senza preavviso, eccetto per il fatto che da quando sono figlia loro hanno sempre desiderato andarci. Dicevano che i fiordi dovevano essere «così romantici», mentre a me sembravano solo freddi. E così, seduti sul divano l'uno di fianco all'altra, mi confessano candidamente – per bocca di mia madre – che una sera si sono incontrati sul ponte e hanno «riscoperto l'amore che li univa». Mio padre mi spiega che la sua seconda moglie lo aveva lasciato, ormai da un paio di anni. Anni in cui aveva passato al setaccio la sua vita, cercando di capire profondamente tutti i suoi errori, di prendersene la responsabilità e in qualche modo ricominciare a vivere, «a vivere bene».

Io e mio padre parliamo tutta la notte in soggiorno, sorseggiando un po' di whisky, che quando ero bambina era «roba da grandi», mentre sono sicura che mia madre sorride nel suo letto. E per la prima volta cerco di trovare il coraggio di superare quel primo, lacerante, dolore infantile. Di ascoltare ragioni del cuore che allora non potevo capire, di perdonarlo, almeno un po'. Perché in fondo, io non sono meglio. Perché in fondo lui è umano, come me.

***

Mi lascio coccolare, accudire e riscopro i piccoli piaceri di quando ero bambina: la colazione pronta che profuma di lievito, il pisolino sul divano, telefonare a Eva – che mi dice che sta bene, che la pancia comincia a vedersi, che non le entrano più i pantaloni – chiusa nella mia cameretta. Guardare i vecchi album di foto, cercando di capire a chi dei miei genitori assomiglio di più, scorrendo come un filmino fatto in casa nascita, crescita, piccole morti, cambiamenti, pensando che in fondo non ci sia stato nulla di davvero sbagliato, se sono arrivata fino a qui. Che è stato giusto così, che altrimenti non sarei me.

Questo soggiorno riconciliatorio in casa dei miei sembra irreale, quasi impossibile, guardando indietro.

Mio padre sta leggendo il giornale del sabato, seduto su una sedia in giardino. È pomeriggio e sono china di fianco a mia madre, a curare le rose. Mi sono sempre piaciute, perché incarnano il perfetto dualismo della natura: tutto può far male, se non lo si prende nel verso giusto. Affondando le mani nella terra, inizia a parlare con un tono più intimo

– da donna a donna – del solito. Dice «Sai, questo fatto che è successa con tuo padre mi ha insegnato una cosa: che la vita non è mai finita, davvero. Anche quando la situazione sembra disperata e non si trova un rimedio. E che a volte quello che sembra un grande male in realtà è un grande bene. Quello che è successo in passato è stato doloroso, eccome» si punge, fa una smorfia di dolore «ma necessario, a questo nuovo… amore?» Sorride, ha quasi sessant'anni. Non faccio domande. Dice: «Come se prima dovessimo ripulirci ciascuno dai propri fanghi, per coltivare un fiore così bello» come quello che tiene tra le mani.

E proprio ora, con i guanti di gomma per proteggermi dalle spine, penso che siamo solo noi a poter trovare gli antidoti ai nostri veleni. Che se vogliamo, possiamo trasformarli nella più potente medicina.

***

Sono le 5.30 del mattino sul mio letto singolo di quando ero bambina e inizio a parlare, a sussurrare nel sonno. Frasi sconnesse, sillabe, suoni, parole da mordere, farfugliare, inventare, gridare di pancia. Sento che la mia voce è. Al centro della stanza che è tutta la casa, tutta la mia vita. L'evidenza acustica della mia esistenza. Poi apro la finestra e sento la pelle brulicare di sangue sotto il soffio fresco del vento, mentre la notte si stempera di giallo. Le finestre accese sono lucciole immobili che aspettano il giorno per potersi spogliare. Riposare. Finalmente nude di sguardi.

La canna sibila blesa a rinfrescare il prato: è un

serpente che richiama la vita stanandola paziente dal terreno, come una preda da divorare piano. Succhiando la linfa da ogni fibra, gustando il tempo, leccando lentamente le sue lancette affilate. Uno sciame di insetti e falene si accalca attorno a una lampada. Le vedo sbattere a ripetizione contro quella bolla dura, stordite dalle incornate. Vorrei dirgli: «Quello non è il sole, è solo vetro. Illuminato».

Ho puntato anch'io alle luci sgargianti degli altri, spegnendo la mia. Ho aspettato che fossero gli altri ad amarmi, a crearmi, ad appagarmi, a realizzarmi, a definirmi, come se pensassi, in fondo, di non esserne capace da sola. Di non essere attrezzata per una felicità tanto grande. Ma solo per le briciole.

Stavo tutta la notte a cercare i desideri in cielo e non in terra, mentre le comete morivano già sulla scia. Finché non ho sbattuto anch'io su una lampada di vetro. Fulminata contro questa unica, fondamentale, grande illusione. E la luce di colpo si è riempita di nero.

Poi il nero ha dilatato le mie pupille in profondità per accogliere una luce. L'assenza di Lui mi ha allargato il cuore, ha allertato il cervello, ha purificato i miei sensi e affinato gli istinti più profondi, indirizzandoli verso una nuova creazione, una nuova forma di vita. Più evoluta. Matura. Serena. Ora posso vedere chiaramente anche nel buio, posso vedere anche all'interno, cosa risplende in me e tutto intorno, mentre mi alzo e inizio a camminare da sola, seguendo solo i miei passi, in infinite possibilità.

Ripetendo.

Sono io il sole.

***

Quando mi sveglio, di nuovo nella mia piccola casa, mi sento guarita, rinata. Ho ricominciato a dormire, di un sonno pastoso e denso, da succhiare piano come una caramella. Gli appetiti e i desideri tornano a farsi sentire, bussando forte dall'interno del corpo, pretendendo di essere.

Nuda e ancora semicosciente nel letto, già mi accorgo che ho una gran voglia di godere. Una gran voglia di vita.

Cammino verso il bagno e sento come se mi mancasse qualcosa tra le gambe, come se fossi solo una montatura di tubi cavi e leggeri, in cui passa l'aria. Risucchiata dalla mia vagina prima di uscire dalla bocca. Con un respiro eiaculato, sazio, abbandonato.

Come se non avessi mai desiderato né mai goduto prima.

Mi lascio cadere di nuovo sul letto a rotolarmi tra le lenzuola sfatte e questo impulso che spinge, insinuandosi nelle mie cellule fino a quasi farmi venire. Inspiegabilmente. Senza nessun tocco. Senza nessuno sfioramento. Inatteso. Il Dottore mi aveva parlato di orgasmi spontanei, ma non li ho mai creduti possibili.

Il sangue mi gonfia la vulva e il clitoride come un cuore che pulsa lento e abbondante tra le mie gambe, come se scopassi da ore, con la carne già stremata, già gocciolante. Felina, mi metto sulla pancia e struscio le cosce aperte contro il cuscino, mentre assorta in un libro dimenticato degusto pagine di pornografia d'annata.

E mentre leggo, sembra che ogni lettera si riveli sul mio corpo, scurita da una fiammella come succo di limone, facendo apparire sulla pelle le terminazioni nervose e le innumerevoli declinazioni passionali della calligrafia. Ogni lettera disegna un'immagine con la punta di un pennino leggero, raschiando brividi su una carta di pelle d'oca.

Le aste delle l e delle t mi leccano, le r si arrotolano facendomi ruggire, affondando di tanto in tanto i denti dispettosi. Le s soffiano sulle creste della mia carne – strizzata e racchiusa dagli occhielli delle vocali – che poi si rigira selvaggia in tutte le insenature della g.

La v mi si pianta nel mezzo con un gesto osceno, aprendomi con un urlo venusiano, lontano. Impercettibile.

Mi gira la testa, la vista si offusca. Un'ombra mi pervade e mi abbraccia, mi affoga in un tempo liquido di onde dense, in uno sguardo immobile d'immaginazione, in una proiezione sinfonica di accoppiamenti e gole all'aria. Basta un accenno di movimento per far rovesciare la mia eccitazione sul materasso. Mi basta stringere le gambe, comprimendo leggermente le grandi labbra per iniziare a tremare. Ogni stimolo mi rosicchia i nervi. Vorrei poter gridare, e grido.

Vorrei che Lui fosse qui, ma che fossimo altrove.

Vorrei godere con Lui, ma da sola. Per me stessa.

Vorrei che Lui mi decorasse in bella calligrafia con gli schizzi del suo sperma, scrivendo sul mio corpo la sua dichiarazione d'amore. Sottomessa, mansueta, intatta, sarò una pagina da inventare come vuole. Potrà scrivermi puttana, amante, schiava, ma io sarò libera. Potrà scrivermi moglie, potrà scrivermi bambina. E io sarò femmina.

Guardo la macchina da scrivere nascosta nell'angolo della mensola, nella libreria, e vedo i suoi caratteri metallici che luccicano, abbagliati da un raggio di sole che penetra la polvere. Poi li immagino imprimersi sul mio culo e inizio a stendere nella mente la mia fantasia, in prima persona.

Tu hai appoggiato la macchina da scrivere sul pavimento e ti sei seduto a gambe incrociate. Le tue spalle sono curve come una molla pronta a scattare, le tue dita sospese nel vuoto sfiorano i tasti, pronte a dimenarsi. Io sono in piedi di fronte a te, nuda. Corde annodate mi schiacciano i seni, facendo sporgere i capezzoli come caramelle in offerta; mi abbracciano la vita, mi legano i polsi dietro la schiena e risalgono sulle braccia come rampicanti dalla stretta dolce.

Mi dici: «Siediti sulle ginocchia». E io mi siedo, sentendo le ossa un po' più dure.

«Avvicinati a me dandomi le spalle» e io indietreggio con piccoli scatti veloci.

«Avvicina il culo» e io lo sistemo sopra la corolla di ferro della macchina da scrivere.

Sono il tuo foglio bianco da far scorrere sulle vene.

E tu inizi a battere, a battermi, imprimendo caratteri di emozioni indelebili sulla mia pelle.

«Indovina cosa sto scrivendo» e batti più lento, un tasto alla volta, tanto che posso sentire il tuo dito sulla lettera di plastica, l'ingranaggio che scatta, l'asta del braccio metallico che si alza, prende lo slancio e si libera del suo peso per regalarlo a me. Sento una scossa fredda di ferro che mi fa tremare.

Cinque lettere.

«Dimmi cosa ho scritto».

Respiro, rifletto, respiro: «Troia».

«Sbagliato», sussurri. «Ma visto che ti piace lo scriverò lo stesso».

Ed ecco una mitragliata di sillabe, la mia nota sul registro, il tuo scarabocchio compulsivo di vocali e consonanti. Ecco la tua sinfonia di ferri vecchi, lustri della tua piccola vendetta.

«Non sei stata attenta. Le lettere erano sei».

«Riprova per favore, questa volta sarò più brava».

Ripetiamo la lezione. Le lettere si schiantano di nuovo dove la carne è più morbida, rimbalzano, rimbombano acute come una matita aguzza che mi trafigge appena, disegnando un punto crudele che poi diventa una macchia, sfumata e densa, dentro di me. Batti una, due, tre, quattro, cinque. Sei volte. Ecco il ritratto dal vero dei miei nervi scoperti, ecco il tuo gioco da Settimana enigmistica. Unisci i puntini. Dalla mia pelle al mio cervello. Dal mio cervello al mio cuore. Dal mio cuore al mio sesso e ancora alla mia pelle. È così che si disegna una donna.

La mia pelle è arrossata dai marchi e dalle nostre iniziali, che affondano piccoli morsi sgrammaticati nella mia anima sporca d'inchiostro.

«Hai capito adesso?»

Balbetto un «no» a caso, senza pensare, e attendo la mia sculacciata a muscoli tesi.

Ma la tua mano aperta non colpisce: si appoggia sul mio fianco, poi scosta una ciocca di capelli per infilarmi il tuo sussurro nell'orecchio. «Ho scritto che ti amo».

Una vertigine mi apre e il mio cuore si mozza il respiro. Stordito, si deve appoggiare a una costola per riprendere fiato. Deglutisco piano, ubriaca.

«*Tu sei mia*».

Scrivi ancora, più a lungo: «Voglio scoparti il cuore».

Mi porti a letto e mi liberi i polsi, lasciando spiegare le mie braccia come un paio di pagine sparse. Finalmente posso toccarti.

O come il tuo Odore. O come gli Occhielli di carne che ti lascio penetrare. O come l'Ordigno che ti lascio innescare.

Colpo dopo colpo la voglia mi divora e il tuo cazzo la affama, la imbocca, la nutre viziandola a piccoli assaggi, finché la mia vagina non ti ingoia golosa e imprudente.

Le tue mani calde mi accarezzano il culo e sbavano l'inchiostro di tutte le lettere sulla mia schiena, sporcandone i contorni, che si cancellano, si uniscono. Vengono. A sciogliersi in tutti i colori tra le mie gambe. E tu cancelli ogni segno, mi cancelli dall'impero del mondo, spruzzandomi di bianco.

O come l'Orgasmo che mi esplode tra le dita, partendo da una scintilla di fantasia nel cervello.

Ho così voglia di vederlo. Sono fradicia di nostalgia e la mia fica si contrae e sospira come una spasimante al balcone, aspettando il suo amante.

***

L'aria è così pesante che bisogna sniffarla e poi sputarla fuori con un urlo afono. Il cielo simula un'apocalisse e si copre del grigio nefando di nuvole rabbiose, frustrate da un'estate troppo secca, che ha fatto accartocciare su se stesse le foglie e ingiallire i fiori. I prati non sembrano fatti d'erba ma di setole, pagliericcio di una spazzola di crine in cui i cani vanno a grattarsi il pelo. Dalle crepe che rompono le aiuole arrivano i gemiti flebili della terra, che sembra invocare con preghiere spezzate un po' acqua, solo un po' d'acqua, per favore.

Sorrido mentre passeggio per le strade di ferragosto in cerca di un pacchetto di sigarette, pensando al mio prossimo futuro, fradicio di pioggia.

Indosso un vestito di cotone blu, con disegnati dei piccoli fiorellini rossi e bianchi, che era di mia madre quando era ragazza. È corto, più corto di quanto andasse a lei, immagino, e la gente mi guarda mentre metto uno davanti all'altro i piedi calzati nelle zeppe di corda.

Le tende svolazzano pettegole fuori dai balconi e poi si ritraggono. Un vecchio continua a farle andare su e giù, indeciso su quale sia la soluzione migliore, mentre le finestre si chiudono come un domino una dopo l'altra. Qualcuno si affaccia e degusta l'aria di tempesta, prima di scomparire.

Prima di entrare in un piccolo negozio sperduto lancio un'ultima occhiata al cielo, sempre più livido, sempre più elettrico e teso, accogliendo la sua sfida.

Bagnami, bagnami, è questo che voglio. Sputami addosso il tuo raccolto freddo e triste. Voglio ricompormi turgida, rinata. Voglio lasciarmi trascinare dal temporale, da un vento che spazzi via i miei tormenti, per ritrovarmi tiepida e limpida. Voglio lasciarmi sconvolgere e arruffare come una pagina del giornale di domani. Voglio vorticare a mezzo cielo come uno straccio di plastica, fino a trasformarmi in fiore.

Pausa. Battute. Tintinnare di spiccioli.

Appena esco dal negozio sono già bagnata dalle gocce, pesanti e insistenti, che si lasciano cadere come granate, come melograni troppo maturi, e mi tartassano con le loro moine, adulando il mio corpo di applausi umidi e abbondanti secchiate. Vogliono vedermi nuotare con vestiti addosso, che si incollano ai contorni e si modellano in pieghe rigide, rocciose, scolpite. Immobili. Nel mezzo di un incrocio il vento violento mi solleva il vestito, scoprendomi le gambe e oltre, poi scoperchia la struttura esile dell'ombrello, lussandone le sottili zampe metalliche.

I capelli si appiccicano alle mie spalle come fili di liquirizia succhiata e io mi metto a ballare una musica di trombe e cori sincopati di New Orleans o Saint Louis o Las Vegas, estratta a mano da un vecchio grammofono che mi suona in testa. Ondeggio spruzzata dal getto di questa energia idraulica, i sorrisi fluiscono da un rubinetto aperto, i tubi dentro di me si riempiono di fiumi e mi allagano di onnipotenza, mentre l'acqua mi ricopre tanto da spogliarmi e io corro e i piedi mi scivolano nei plantari viscidi delle scarpe e io rido in faccia ai tuoni, faccio un inchino ai lampi, poi una piroetta tra i passanti. Si coprono la testa bassa con i giornali inzuppati, cercano riparo sotto i cornicioni, si rivolgono smorfie solidali. A me gettano solo qualche sguardo fugace, compassionevoli per la mia evidente, danzante, sguaiata euforia. Non voglio più aspettare che ci sia bel tempo, per passare una bella giornata.

***

Il gambo spinato e spoglio di una rosa penzola dal mio braccio, giù dal letto, legato al mio polso con un laccetto di raso. Un nastro sintetico, arricciato con le forbici, mi si è incastrato tra i capelli, annodati sui punti metallici che lo pinzavano alla plastica. La confezione è ai piedi del letto, ondeggiante come un petalo stropicciato. I petali punteggiano scarlatti il legno chiaro del pavimento, il candore abbagliante del letto, l'avorio lunare della pelle. Sono caduti come rocce e gocce dagli steli.

Come ceralacca e sangue sigillano la nostra unione, il suo ritorno.

Il lenzuolo è striato di graffi sottili dalle linee spezzate, tremanti come il percorso di un ubriaco, di un naufrago stordito, di un vento incostante. Di una coppia di amanti che si azzuffa nel buio, sostituendo il tempo con l'ebbrezza e la memoria col presente. Sostituendo le parole con le mani e le labbra, sostituendo il cervello con il cuore.

Spiegare non serviva. Lui ha colto i fiori dal mio sguardo e ha capito che ero felice, che ero guarita, che non lo avrei più infettato con il mio amore. Allora ha portato altri fiori con cui riempirmi gli occhi. Allora ha portato le rose.

Erano tredici, come il giorno che ci siamo conosciuti. Tredici, come gli anni che separano i nostri compleanni. Tredici, come l'arcano dei tarocchi su cui è disegnata la morte.

C come Cambiamento. C come Creazione. N come Nascita. R come Rivoluzione.

Eravamo sotto il mio portone quando gli ho detto: «Adesso voglio gioire per ogni petalo e graffiarmi con ogni spina». E Lui mi ha presa alla lettera, estraendo l'essenza. Spogliando le parole di ogni significato, lasciandomi sono il suono.

In casa, sono diventata subito nuda, e Lui mi ha portata sul letto. Ha sistemato le mie braccia aperte, le mie gambe chiuse, il mio corpo come una T. Avevo gli occhi bui quando ho sentito il tepore della sua pelle arrivare vicino, e la mia schiena ha disegnato una S di brividi quando mi ha baciata.

Allora ha preso le rose, tutte insieme, sfrondando i primi petali a sussurrare seta sul mio seno, togliendole poi ad una ad una dal mazzo, finché non è rimasta che una spina a mordermi i capezzoli. Allora ha sparpagliato tutte le rose sul letto, come una corona rossa e verde ad adorare il mio corpo.

Le spine hanno iniziato a graffiarmi mentre legava due rose ai miei polsi, lasciandomi respirare piano il dolore e l'odore dei boccioli, che mi arrivavano alla bocca. L'ha riempita della sua polpa e io ho l'ho assaporata piano, succhiandola con delicatezza e dedizione, stringendo le labbra in O sempre più strette. Poi in O sempre più larghe, quando la sua lingua ha iniziato a spingermi il piacere al centro delle gambe, e le spine si sono spinte un po' più a fondo nella pelle. Finché della O non è rimasta che la forma stupita di un'apertura in cui infilarsi.

Una breccia. Verso l'origine.

Quando l'ho portato dentro, nella notte, dalla O è uscito un sospiro, poi un sussulto, poi un grido feroce e terribile di rabbia e vittoria.

Non volevo neanche venire. Volevo solo godere. Volevo solo amare.

Adesso è mattina, le spine sono impigliate nella stoffa e hanno strappato all'intreccio piccoli occhielli, ricami sfilacciati che accarezzo con i polpastrelli gonfi.

Lo guardo venire verso di me, con il cazzo che dondola giocondo e un bicchiere di acqua in mano. Gli dico «Grazie» e lo bevo d'un fiato.

***

Non usciamo di casa da giorni, se non brevemente, per compare quello che ci serve nel piccolo spaccio che sta in piazza. L'aria è sempre piena di noi, tesa come un fondale, carica di energie e gonfia d'amore, come se anche il cielo e la terra avessero appena finito di scopare, lasciando tra loro solo la linea calma dell'orizzonte.

Non ci vestiamo neanche. Quando sento freddo indosso un kimono corto dalle maniche larghe. Mi metto più vicina a Lui. Risalgo fino a guardargli le pagliuzze negli occhi. Inizio a muovermi.

Gioca con me. Divertiti con me. Divertiamoci insieme.

Non possiamo smettere. Di volerci. Scopare. Trasformare. Inventare. Siamo come bambini che giocano al sesso, senza poter resistere a un richiamo insanabile. Come passare la lingua sulla lama ferrosa di un temperino, un rasoio consumato da ispirazioni golose che non smetterei mai di leccare.

Non facciamo altro, sbocconcellando di tanto in tanto la prima uva, finché abbiamo energie. All'improvviso ci addormentiamo, a volte le mani, a volte le gambe intrecciate, e dormiamo di un sonno così profondo che neanche il mattino che scorrazza tra le finestre aperte riesce a disturbare.

Poi ricomincia, di nuovo, il giorno.

Gioca con me. Divertiti con me. Divertiamoci insieme.

Schivo vestiti e piatti e resti di rose sul pavimento. Mugugna piano mentre gli bacio la schiena e gli faccio il solletico con le punte dei capelli umidi. Gli dico buongiorno, con la faccia che profuma di frutta.

Degusta l'aria inumidendosi le labbra, gongolando nel letto morbido e sfatto. Sorride e mi bacia, ancora con gli occhi chiusi. Poi si aprono e brillano, Lui mi ghermisce e mi tira contro di sé a strizzarmi. Sono già – sono sempre – bagnata.

«Vuoi del caffè?»

«No, preferisco te».

Neanche pillole di zucchero stucchevole riescono a cariarci i denti. Abbiamo fame. Continuiamo a mangiare.

Struscio il mio corpo contro il suo, come una pietra focaia che voglia provocare la sua scintilla.

«Ma guardati» e ride.

«Sei proprio una gatta smorfiosa» e mi accarezza la schiena.

«Sei proprio la mia puttana» dice veloce e caldo come una lingua di fuoco e un lampo mi scioglie il cervello, induce il preludio di uno spasmo bestiale alla mia vagina e mi fa ribollire la saliva in bocca.

Allora ammicco più vogliosa, strofinando il muso e il dorso e le membra, bagnandomi all'infinito appena riesco a trovare una superficie – una gamba, un braccio, una piccola porzione di fianco – su cui sfregare sinuosa e lenta la fica.

Struscio la faccia sul suo cazzo – la bocca aperta nell'estasi del contatto, la saliva che fluisce come un ruscello a bagnargli la pelle, il mio profilo che scorre sugli sputi abbondanti – accarezzandolo con le guance, le mie guance tonde e carnose da bambola. Lo prendo un po' in bocca, coccolandolo a morbidi colpi di lingua, spingendolo fino in gola per farlo sentire protetto, striandolo di brividi risalendo leggera con i denti. Poi lo prendo come un flauto, scorrendo su e giù a labbra strette e larghe, leccando, suonando le note dei suoi sussulti, lasciandolo sospeso tra l'uno e l'altro, quando sento che sta per venire.

Toccami.
Senti quanto ti voglio.
Adoro le tue mani calde.
Sembrano guarire qualsiasi dolore.
Sembrano sciogliere ogni cuore di pietra.

Le sue dita accarezzano docili e ampie, sfrigolano un poco, stuzzicano voglie crescenti, poi battono brevi percussioni, creando il ritmo al centro delle mie gambe. Altre dita penetrano, scovano, riempiono, finché anche la sua lingua non arriva a fare ciò che le è più congeniale, facendomi quasi impazzire con tutte le sue domande, per poi lasciarmi dispettosa senza risposta, con il gemito che sta per nascermi in gola.

Ti voglio.
Adesso.
Addosso.

Allora ritorno a strusciarmi sul suo cazzo. Con la fica grondante, con l'eccitazione che scorre avanti e indietro tra le labbra e le gambe, oscillo fluida, senza resistenze, come un'altalena che sorvola l'orgasmo. Le mani afferrano i capelli, le bocche baciano e mordono incostanti e casuali questo boccone, mentre ci schiacciamo petto contro petto, sentendo i cuori che si sbattono addosso. Sentendo il suo cazzo che bussa e bussa e bussa insistente, sempre più vicino alla porta.

Entra di colpo, quasi per caso, infilandosi poi poco per volta e ogni volta più facilmente. E ogni colpo è una sorpresa, uno svelamento lento, un godere da gustare piano, una voragine terrificante e immensa da cui non riusciamo a staccare gli occhi. Le mani. Le carni. È un vuoto in cui vogliamo cadere.

Ci mischiamo come i vetrini mobili di un caleidoscopio, mutando continuamente posizione, forma e colore, senza mai perdere contatto. Euforico ed ebbro, sbandante e abbagliato, il mio corpo chiede di più.

Ansimo. Respiro.

«Resta, resta ancora, dentro di me».

Quando esce è sporco di sangue. Vero. Il mio. Mestruale. Virginale. Rituale.

Siamo tinteggiati di un flusso inatteso che ci ha dipinti di pennellate rosso opaco, come segni d'onore di indiani in battaglia e di streghe in subbuglio. Un incantesimo. Il miracolo dell'orgasmo da cui nasce la vita.

Con una mano mi copro la bocca, sul principio del riso.

Dico: «Oddio!»

Ma non provo vergogna, né dolore, né sbuffo disdetta, imprecando al mio utero.

Mi sento immortale. Fertile. Feconda.

Pura.

Sono parte di un ciclo. Sono parte del tutto.

***

Non ho mai capito questa cosa. Perché arriva sempre tutto insieme? Come se una spirale – o forse è sempre quella stessa ferita nel mezzo degli organi – di colpo si aprisse e attirasse all'origine del gorgo l'ossessione, la crisi, la fame, la peste, la guerra, l'odio e drammi di ogni genere che qualcuno chiamerebbe «un tremendo attacco di sfiga mortale». Oppure succede che all'improvviso vengano l'amore, la riconciliazione, la prosperità, il nutrimento, la pace, i canti e le danze. Qualcuno li chiamerebbe «culo infinito».

Forse siamo noi che ci trasciniamo addosso fatti che non possiamo più distinguere, l'uno conseguenza dell'altro, raccogliendo con l'orlo delle vesti lunghe solo ciò che abbiamo seminato. Il bene e il male si aggregano in molecole sempre più grosse, fino a produrre fenomeni consistenti. Un cambiamento di stagione, che inizia con una minuscola alterazione e arriva a produrre i suoi frutti. Rancidi. Succosi. Acerbi. Dolci.

Da quando è tornato Lui anche il piacere è arrivato, portandosi dietro bagagli pieni di altre gioie, di giorni insieme, di piccole cose in cui vedere grandi imprese, grandi spettacoli, come all'inizio, prima di dimenticare la lezione. E non m'importa più di che tipo è l'orgasmo, perché non ne ho più bisogno, perché non devo più dimostrare niente, né a Lui, né a me stessa. Lo accolgo così come viene – anzi, me lo prendo – e ora che anche l'orgasmo si sente un po' più amato, viene con un'altra faccia, che conserva solo un vago ricordo di quello che ricordavo. Anche lui è cresciuto. È più profondo ed esplicito di quanto avessi mai immaginato.

***

La verità è bellezza.

Come il suo incisivo spezzato. Come la mia cellulite abbozzata e il mio trucco sfatto. Come il mio smalto corroso dalle eccessive masturbazioni. Come i suoi sette capelli bianchi e quelle prime piccole rughe. Come quelle cicatrici grosse che ha sulla schiena. Come la mia pelle troppo chiara, striata di invisibili strappi.

I nostri corpi sono imperfetti. Artigianali. Pezzi unici presi a scalpellate. Perfetti perché animati.

Lo penso ogni volta che disegno o dipingo. Come qualche giorno fa, quando gli ho chiesto di raccontarmi davvero la sua storia – «quella originale» – e di mostrarmi il volto della sua identità. E mentre parlava e ricordava, io potevo catturare con i pennelli le sue espressioni che a poco a poco cambiavano, per tradurle a tratti ampi di acquerello sul foglio ruvido.

Anche adesso disegno nuda mentre lo guardo appisolato nel letto, intento a succhiare sogni e sbavare placido sul cuscino, cercando di racchiudere in un tratto tutti i suoi segreti. «Uomo dormiente dopo una colossale scopata» è il titolo della mia opera. È così calmo che gli metto una mano sotto il naso, per controllare se respira.

Guardo il cielo che entra da uno spiraglio nella finestra, e taglia con la luce la testa del mio coniglio. I passeri innalzano un canto glorioso, stonato da un clacson, mentre gli altri rumori del giorno arrivano avvolti in nuvole di cotone alle mie orecchie.

Qui dentro, sembra che nulla ci possa toccare.

Meticolosamente, passo i momenti liberi a imprimere su un foglio, su una tela, su un pezzo di cartone, le immagini di noi che facciamo l'amore, esprimendo con le matite e con i colori la nostra essenza, sfumandoli con le dita per segnare sulle nostre vite il passare del tempo. Ne ho fatti tanti che ormai ne è piena la stanza. Non restano che pochi pezzi di muro a poter fare da cornice.

Con la sanguigna in mano, cerco di restare il più possibile immobile davanti alla vecchia specchiera bianca. La mia opera è «Donna eretica che riceve l'epifania».

Lo specchio butterato dal tempo mi restituisce un'immagine eterna e sfuocata di mille trasposizioni successive. Eterna come qualcosa che resta sempre uguale a se stessa, ma non è mai la stessa cosa. Sfuocata di innumerevoli, impercettibili, cambiamenti che creano il movimento. Dal passato. Al presente. Al futuro.

Chissà com'ero nell'antico Egitto. Durante il Rinascimento. Alle prese con la guerra civile, o la Belle Époque.

Chissà com'ero con Lui, prima, quando mi leccava e io gemevo.

Chissà cosa posso diventare, se mi lascio trasformare. Se lascio frusciare tra le dita i lucidi e la china dell'evoluzione. Se invece di una donna, riesco a esserne mille, ma sempre unica. Se invece di un muro, riesco ad abbatterli tutti. Se allargo i miei confini. Se mi concedo nuovi incontri, nuove città. Se mi prendo nuovi piaceri, infinite possibilità di sviluppo. Chiaroscuri, sfumature, contrasti.

Il mio cuore si sta spostando, poco per volta, un po' più al centro, un po' più vicino. A me. A Lui. Alla verità. Ed è una verità – la mia, la sua, la nostra, quella del mondo – che cerco, e tratteggio con colori a olio e carboncini, quando ci incontriamo nudi al centro del letto. O forse altrove. Chissà.

Stropiccio un sorriso nella penombra, dando un'occhiata ai miei dipinti appiccicati al muro, mentre il sole mi lucida gli occhi. Mi stupisco sempre di quanto sia vera la felicità.

***

La cresta di un urlo penetra l'aria. Una donna corre con la bocca aperta e i passi brevi contenuti da una gonna stretta. La guardiamo dal bordo dello stagno mentre si avvicina a un bambino che impugna un legnetto, proteso verso l'acqua. Quando lo raggiunge urla ancora più forte, la voce frastagliata in picchi sempre più acuti: «Non disturbarli!»

Ci guardiamo perplessi, come se la donna – e non il bambino – avesse disturbato anche noi.

Poi sentiamo: «Non stanno litigando! Stanno facendo i piccolini!»

Un codino piumato oscilla da dietro il cespuglio.

Si sente un frullare di ali. Un breve concerto di gemiti nasali di ocarina.

La violenza che batte tra quelle papere è la stessa con cui Lui mi ha battuto. La violenza dell'amore che ho sempre desiderato mi venisse addosso.

Irrazionale. Incontenibile. Incontrollabile.

Una violenza che l'ultima volta è emersa con un boato dalle viscere, ribaltandoci i sensi con i suoi urti profondi, spaccando la terra per lasciar uscire il mare. Una violenza che prima non poteva usare con me, che non potevo strappargli dalle mani – neanche con le preghiere, neanche con i sotterfugi – perché ero troppo fragile. Perché ero una donna che la paura aveva soffiato nel vetro. Mi avrebbe rotta. Ci saremmo feriti.

Non sarebbe stato amore, ma un delitto camuffato da salvataggio.

Il germano reale dalla testa di smeraldo ha arpionato il collo di una femmina dal piumaggio autunnale. Gliela schiaccia verso terra, mentre si spinge più in fondo. Intorno a loro, un piccolo gruppo di esemplari guardoni aspetta il proprio turno, battendo le zampe.

Dominio e sottomissione. Perversioni secondo natura che spesso gli umani modellano con l'ingegno e il gusto, che spesso ammazzano con un martello da giudice, che spesso soffocano con un cuscino di piume, con quel poco che gli resta dei primordi, del loro essere bestiale, mentre le bestie godono, accontentandosi di vivere d'impulso.

Dico: «Anch'io voglio essere una papera. Un animale».

Voglio correre braccata dalle sue voglie e poi essere raggiunta e spinta in una pozza di fango dove rotolarci. Farci la guerra. Farci l'amore. Farci di libertà fino a gonfiarci le vene d'ossigeno.

«Gli animali non si fanno domande. Sono ingenui. Innocenti. Stupidi. Come la felicità. La felicità è stupida perché non le serve pensare, le serve solo sentire».

Le papere continuano imperturbabili nella loro fornicazione, finché non hanno esaurito lo scopo. Poi la femmina si allontana e si tuffa in acqua per rassettarsi in solitudine a colpi di becco.

«Oggi voglio che tu mi sporchi». Poi voglio lavarmi, rinascere dalle acque, cullarmi tra le conchiglie, ma solo dopo. Solo dopo che lacrime e sudore avranno sciolto anche l'ultimo, resistente, grumo di pece nei miei organi. Solo dopo che avrò provato la dimensione più pura e assoluta di una libertà idiota.

Un'onda vulcanica mi monta nel ventre, mi muove le gambe, trascina Lui per la mano. «Vieni», gli dico, «dietro quel circolo di salici. Non c'è nessuno».

***

Fumo che si addensa tra i raggi. Tapparelle abbassate. Odore selvatico. Il sole penetra a strisce, disegnando la penombra con piccole tessere di luce. Un letto con i cuscini scomposti e le nostre gambe attorcigliate. Lenire. Leccare. Librare.

Frullare.

Divagare.

«Non ho mai capito perché si dica *ti amo da mo-*

rire. Sembra assurdo. L'amore dovrebbe essere qualcosa che fa vivere, che ci fa sentire vivi e che crea la vita, piuttosto che uccidere, assassinare o suicidare».

Misuriamo la qualità dell'amore con la quantità delle nostre sofferenze e poi le esibiamo orgogliosi, le rimangiamo dopo averle vomitate come se fosse un merito. Urliamo al mondo o ai piedi di qualcuno *Guarda, guarda quanto ti amo, guarda come soffro bene, in nome dell'amore!*

Ma l'amore è fatto per la felicità, non per flagellarci il cuore chiedendo disperatamente a qualcuno di donarti i suoi organi – il suo cuore – per salvare un'autostima sottosviluppata.

Lui dice: «Tu diresti che mi ami da vivere?»

«Sì».

«Io ti amo per quello che sei, non per quello che mi dai».

Resto in silenzio, con lo sguardo perso nel bianco del soffitto. Gli sposto i capelli dalla fronte. Mi circondo delle sue braccia, risalendo alla bocca.

L'amore è il carburante per il nostro desiderio. L'amore – per la vita – quello per il nostro piacere.

***

La ruota panoramica gira nel cielo come un piccolo sistema solare, disegnando la sua orbita sempre uguale, avvicinando prima l'una poi l'altra cabina al punto più alto. All'apice. «Guarda», gli dico: «È lì che dev'essere finita l'estate». Poi tutto torna, rifluisce nel basso viscerale, alla base della ruota in inverno, che sembra essere sottoterra tanto è coperta dall'ombra. I passeggeri scendono, pronti a risalire su un'altra giostra in ciclo perpetuo.

Camminiamo con le mani allacciate e le suole che frusciano sprofondando nella ghiaia, poi di colpo ghigna quando mi giro e gli dico: «Saliamo, ti prego, saliamo!»

«Ti prego, ti prego, non ci sono mai stata sulla ruota» dico con le gambette che fremono nei pantaloni corti.

«Voglio vedere il lunapark dall'alto. Voglio vedere la città lontana, voglio vedere la gente piccola e sentirmi grande! Ti prego, saliamo!» saltellando sulle scarpe basse, scuotendo le mie due treccine, facendo poi fermare di colpo gli occhi bianchi e neri come palle da biliardo.

E gli dico, più piano, con lo sguardo che lecca dal basso e la bocca monella che sfrigola lucida: «Voglio scopare con te, là sopra».

Una volta il Dottore ha detto: «Quando siamo piccoli non abbiamo percezione di cosa ci piace».

Ha detto: «Lo facciamo e basta, senza saperne il nome, quando sentiamo l'istinto. Poi andiamo a cercarcelo, e a cercare altro per esplorare la giostra delle fantasie. È così che scopriamo cosa ci piace. Che ci scopriamo davvero. Che possiamo scoprire un intero mondo interiore».

«Per tentativi. Per gioco». Facendo qualcosa di stupido, qualcosa di bello. Per superare le nostre paure.

Quando Lui è già seduto nella cabina e mi tende la mano per salire le mie gambe si flettono, lo stomaco indugia, paralizzato, stringendosi la bocca per non far entrare il vuoto. Guardo la ruggine attorno ai bulloni, sento un cigolio inquietante venire da dentro. Con un certo ingenuo disagio urlo parole disperse dal vento: «Te l'ho detto, vero, che soffro di vertigini?»

Il giostraio mi guarda spazientito: «Allora, sale o no?»

E salgo. Non pensavo. Sarei mai riuscita a entrare lì dentro. In un confetto metallico, pieno di corpi e di corpi pieni di frattaglie e di frattaglie piene di cibo non completamente assimilato. Possibili resti tritati dallo schianto. Possibili frappé che s'infiltrano nella ghiaia come fertilizzante in bottiglia. Possibili spettacoli spappolati da guardare in cerchio.

Tengo aperto un occhio solo, mentre ci stacchiamo da terra verso un paradiso meccanico, mentre vediamo il mondo diventare un po' più distante e un po' meno tremendo, mentre la ruota gira i minuti al contrario e mi sento tornare bambina dentro il mio corpo adulto. Rimpicciolita, fino a essere solo il nocciolo di me nei vestiti che mi addobbano striminziti, mi aggrappo alla sbarra della capsula, protesa verso il panorama con gli occhi che scintillano di fiabe e la bocca dischiusa, assaporando uno stupore caramellato di prime volte e di seconde possibilità. Di redenzione. Una redenzione che posso toccare e plasmare assieme alle sue mani, assieme a queste nostre labbra che si stampano nel tempo, assieme a questi desideri che non asciugano mai, fino a trasformarli nel presente che voglio.

Guardo la gente diventare sempre più piccola, aggirarsi senza senso né controllo tra le giostre. Fermarsi, a volte. Scomparire, inghiottita da qualche attrazione. Mentre io sono qui, a controllare ogni respiro, sentendo che ogni respiro ha un senso, che ogni respiro che lancio è un antidoto, un sedativo contro il vento che vorrebbe portarmi via, lontano da qui, lontano noi, a vivere in un alibi. Basta non guardare troppo in basso, basta avere un punto fermo.

Nel mezzo di un'espirazione la ruota si ferma a metà cielo, basculante e incerta, tremante di brezza e vecchie gelide paure.

Mi serve un atto di coraggio. Mi serve qualcosa di stupido. Qualcosa di bello.

Facciamo come in un vecchio film, uno di quelli pieni di sospiri e vocaboli desueti. Immagina la mia pelle sfumata in bianco e nero e le mie labbra opache dipinte con cura di antracite. Immagina i miei capelli acconciati in onde di lacca dura. Io ti vedo già con in testa un cappello che nasconde lo sguardo ammansito d'amore. Adesso abbracciami. Sì, così, metti un braccio a circondarmi le spalle e un dito a dondolarsi sul capezzolo. Stai pronto a stringermi a te, quando sai che mi spaventerò. Poi dirai: «Non temere, ci sono qui io» e io dirò «Oh» e tu dirai «Ti amo» e io ti bacerò. Hai capito? Ma non ti bacerò per finta, con la bocca larga. Io ti bacerò davvero e allora tu mi amerai di più, perché saprai che sono vera e tutta a colori.

«Guarda! Le mie gambe dondolano nel vuoto su un'intera folla di microbi!» La tela delle mie scarpe rosse copre due famiglie con bambini, mentre un brivido guizza risalendo la schiena, arrivando a tirarmi un angolo della bocca in un mezzo sorriso.

Con uno slancio oso staccare lo sguardo dalla punta delle scarpe. Guardare avanti, mentre la ruota sale, guardare verso il centro del cielo che sembra così grande da non avere confini a cui aggrapparsi. Come un foglio bianco senza dimensioni, né lati, né contorni. Come un quadro vergine da riempire di corpi, deflorando lo spazio.

Poi la ruota di nuovo si ferma, in cima, all'apice dell'orbita. Fluttua, ondeggia, barcolla.

Mi serve qualcosa di stupido. Qualcosa di bello.

Il suo braccio – adesso mi circonda la vita – è la mia cintura di sicurezza. Il sole che cala è un semaforo color zafferano, un monito fisso nel cielo che poco a poco allenta la presa e si lascia scivolare, abbandonandosi languido alla notte, perché nulla, nulla, potrà fargli del male. Così io abbandono i miei propositi di scopate e orgasmi ad alta quota, perché non c'è più nessun buco, nessun vuoto, nessuna pausa da riempire. C'è solo questo istante, sento la libertà che corre, mentre la ruota ricomincia a girare e so che adesso sono io a ordinare il tempo.

Il crepuscolo mi scodinzola in faccia la sua aria felice, avvicina le voci e le luci, trascinandole fuori dal buio, mentre scendiamo a terra a piccoli scatti e io mi sento ancora mischiata al cielo.

Dico: «Mi gira la testa!» come se fossi una sonnambula attraverso le epoche e le storie. Come se qui non ci fossi mai stata prima ma avessi sempre – da sempre – saputo la verità. E mi ci ritrovo davanti, frastornata dalla meraviglia di questo baraccone che va a gettoni di plastica e si nutre di zuccheri filati, dove l'età non conta per essere bambini.

Ci rincorriamo pizzicandoci il sedere tra i baracchini di dolciumi e gli spari fittizi del tiro a segno, schivando pupazzi enormi che si aggirano guidati da mani infantili, cavalli di plastica dipinti di rosa e pesci rossi confezionati in sacchetti di plastica.

Freniamo puntando i talloni nella polvere alta, quando arriviamo davanti a una casa di specchi. È una casa di specchi minuscoli e smisurati che tintinnano e ruotano appesi a fili di nylon e spaghi d'acciaio, come ornamenti e pendagli da forca. È una casa tappezzata di immagini ossessive e sfaccettate che si ripetono come un sogno ricorrente. E Lui sa bene che quel sogno vuol dire qualcosa di più.

Ipnotizzati, lasciamo cadere un gettone di plastica in una mano che si tende in cima alla piccola scala, poi l'ingresso – una gigantesca bocca che spalanca i suoi denti di vetro – ci inghiotte nelle sue budella cangianti.

Abbassiamo la testa per sopportare il soffitto che ci opprime dall'alto, guardandoci attorno storditi, con la costante sensazione di essere braccati da noi stessi, da un mucchio di guardoni e di coscienze che ci inseguono, ci confondono e prima o poi finiranno per farci sbattere contro l'immagine che abbiamo generato.

Siamo noi, lo specchio del mondo.

«Tienimi per mano, altrimenti ci perderemo».

«Perché, non sapresti ritrovarmi?»

«Saprei ritrovarti anche sul fondo del mare».

«Allora ti sfido: chi trova l'altro per primo vince, chi perde dovrà fare penitenza».

Ci separiamo davanti un paravento, che divide i

nostri riflessi piegandosi nel mezzo a indicare due sentieri, come un'arteria che si ramifica, prima di arrivare al cuore.

«Preparati a soffrire», dice.

«Non vedo l'ora» e lo bacio mordendogli un labbro, scomparendo dietro me stessa.

Mi ritrovo in un'orgia di caricature e creature che puntano verso il mio corpo, accerchiata sul pavimento acquoso di linoleum da immagini deformi e incantate, rigonfie da un lato, stirate di piatto, risucchiate dagli alieni, dilatate a forza e vacue come orifizi impossibili da colmare. Mi sento grottesca come una risata tragica al centro del palco, mirabolante come le gesta di un'eroina drogata di fantasia. Mi sento disorientata e stralunata e scoperta. Come quando Lui mi scopa e tira fuori dalla femmina che sono ogni volta una donna diversa, plasmandomi, inventandomi a colpi di cazzo e a baci e a parole, una volta domatrice, una volta zingara, nobildonna, amazzone, selvaggia, schiava, ballerina, diva. E io ogni volta batto le mani allargando il sorriso, mentre godo della trasformazione e della sua abilità nel condurre un tale gioco di prestigio, aspettando lo spasmo, il colpo di scena finale.

«Dove sono?» urla, dall'altra parte del labirinto.

Sento l'eco. Ascolto.

Cercando Lui, cercandolo al di là della parete di specchi, al di là di me stessa e di tutte le me stessa possibili, ritrovo spezzoni di identità sparpagliati nei riflessi, nelle camere dei motel che abbiamo frequentato, nei bagni dove mi sono lavata, nelle frasi che ho detto o pensato o cancellato, nei gesti che non ho potuto trattenere. Li ritrovo sotto i vestiti, nelle stanze del mio corpo, in ogni volta che mi sono guardata e da fuori non ho capito cosa potesse esserci dentro. Tra i miei organi, tra le fibre dei muscoli veloci e in ogni insignificante particella di pensiero.

Ritrovo me stessa negli occhi tondi come laghi, nelle bocche grandi e nei profili arcuati, ritrovo me stessa nei colli lunghi ed elastici senza collane, nelle gambe infinite di arcobaleni, nella curva regolare che mi schiaccia contro il basso come una palla. Ritrovo me stessa nella corda invisibile che stringe i punti giusti a formare una figura. Armoniosa.

Lui arriva gridando vittoria, strappandomi un urlo breve che riverbera nel vuoto, frusciando tra gli specchi, impigliandosi a questa miriade di lenze per gli occhi, restando infine immobile, come i nostri corpi che si circondano, affondando il naso nei propri odori, gli sguardi nella propria carne, sentendoli dentro, sentendoli addosso. Ci confondiamo nella musica da gran finale di un bacio senza fine, di un bacio che fruga i capelli con le mani e con le mani ingorde tocca dappertutto. Tocca le guance morbide e i seni e le natiche, tocca le pance sotto i vestiti e i sessi sotto le cerniere, tocca le sinapsi che si slacciano e battono d'impulso un colpo di gioia sorpresa allo stomaco.

«Devi fare la penitenza» mi dice. «Andrai sulle montagne russe». E io sento lo stomaco che subito si chiude, che già si ribalta, come un insetto sconfitto sul dorso.

Mentre allaccio le cinture e l'attesa rende insostenibile la salita di questo scalcinato ottovolante, carico la tensione come prima di un orgasmo, pronta a rilasciarlo in ripide volute ed evoluzioni paraboliche. E poi cado. Nel vuoto. Chiudo gli occhi e li apro veloci come un diaframma che fotografa attimi densi di vita e chiari e scuri, li sbarro a lacrimare secchi nell'aria pur di sfidare la verità veloce del vento, e alzo persino le braccia, facendo il solletico alla luna, facendola ridere, come chi sta facendo qualcosa di molto stupido, o di molto bello.

Urlo un «ti amo» che sentono tutti o forse nessuno, prima di sentire la corsa inchiodare, prima di sentirmi inchiodata d'amore, a correre contro il suo petto.

«Hai avuto paura?»

«No. Mi sono divertita, ad averne».

Saltello come i pop corn, profumata di burro e dello zucchero che mi si scioglie in faccia, ogni volta che lo guardo.

Adesso è il mio turno di scegliere. No, non voglio salire sulla giostra candita di cavalli e principesse e zucche, non la giostra rossa e lustra, che gira e sfila le luci in nastri gialli e liquidi, che gira strombazzando allegria di festa e urletti di mani che agguantano code di procioni sintetici. Su quella giostra che splende di favole elettriche voglio salire dopo, a riposare cavalcando su un fianco, a sognare vestiti pomposi e balli in maschera e diademi di latta e mondi perfetti, a baciare Lui in una carrozza troppo piccola, tra mille magie scoppiettanti.

Lo porto davanti alla giostra dove mi fermavo sempre da bambina a guardare l'entrata dal basso della mia taglia piccola. Il Tunnel dell'Orrore, quello con la O maiuscola, con le sue streghe di cartapesta e il sangue commestibile spruzzato sulla facciata, con la sue ragnatele di cotone smagliato e le sue navette a forma di torre, che, davvero, non hanno mai spaventato nessuno.

Nemmeno me, che a tre anni ci sono entrata e ne sono uscita delusa, perché il vampiro non mi aveva morsa sul collo e la mummia di carta igienica non mi aveva scagliato nessun maleficio per averla disturbata dall'eterno del sonno. L'orrore è arrivato non troppi anni dopo, molto meno straordinario e molto più affollato di mostri, quasi tutti maschi, ma quello più spaventoso ero io stessa.

Le navette ci strattonano lungo i binari mentre entriamo seduti sulle piccole torri, succhiando caramelle a forma di verme, oltrepassando una tenda di ossa e lingue strappate. Oltrepassando tutte le rivelazioni taciute.

Di mostro in mostro, di spavento in spavento, rido sventrando i miei fantasmi, trasformando le loro budella in zucchero filato da gustare su uno stecchino, da acconciare poi in baffi vaporosi, umidi di saliva come di latte, come decorazioni di sperma che pendono dalle mie labbra.

All'improvviso ne colgo l'essenza, penetrando più a fondo nel tunnel, vedendo di nuovo la luce del mondo là fuori.

Mi sembra di sentire il Dottore che dice: «Che significato dai alla penetrazione?»

Nella mente rispondo: «Incursione, invasione, lottare, profanare, prendere, abbandonare, andare, venire. Io non volevo venire perché dopo sarebbe finito tutto, perché dopo io mi svuoterò di Lui, e Lui se ne andrà».

A come Abbandonarsi. Come essere Abbandonati. Come Abbandonare. Il controllo. Le manie di perfezione, le ansie da prestazione. A come Abbandonare gli occhi aperti aspettando di vedere se Lui se ne andrà davvero. Quando. Dove. Perché. Come mio padre.

A come Aprire gli occhi, e vedere che io sono qui, adesso, senza la paura di restare sola. Di perdere.

***

Una mattina, o forse è ancora notte, il telefono squilla e Lui mi dice: «Preparati che sto venendo a prenderti», per approfittare dell'ultimo scampolo d'estate.

Io dico: «E mi porti via?» come quella volta all'inizio di noi. Lo sento sorridere, anche in silenzio. Chiamo i miei genitori ed Eva, gli dico che parto e che non so quando torno.

Quando arriva lascia una valigia vuota al centro della stanza e mi dice di riempirla, di portare l'indispensabile, di non dimenticare il costume da bagno. Dal guardaroba al soggiorno, dal soggiorno al guardaroba al bagno, raccogliendo qua e là vestiti e cianfrusaglie che mi capitano sottomano – un vestitino con la gonna che svolazza, un paio di orecchini, un rossetto magenta. Sgambetto felice per questa inaspettata scorribanda verso il mare – credo che sia il mare, voglio che sia il mare – e Lui mi guarda, mentre farcisco in fretta questa scatola da viaggio con il coperchio a penzoloni. La sollevo leggera, stando ben dritta a sorridere inebetita ed euforica davanti alla porta, prima che Lui me la prenda di mano, con quel suo fare galante.

Non gli chiedo neanche dove mi sta portando. Non mi interessa, non lo voglio sapere.

«Mi piace viaggiare» gli dico. «Partire. Tornare. Soprattutto tornare».

«Non siamo mai gli stessi, quando torniamo».

***

«Hai una gomma?»

«Mi sembra di sì, adesso guardo».

Lui solleva il culo dal sedile per cercare nelle tasche. L'assistente di volo lo guarda storto, e gli dice di sedersi, che stiamo per partire.

«Tu l'hai mai fatto in aereo?»

«Magari al ritorno».

Appena scendiamo dall'aereo ci accoglie un tripudio di palme e cielo terso. Le fronde ondeggiano in una danza gentile, a ritmo con l'aria. Il mio respiro estasiato la segue, calda e benefica, in un sorriso di denti bianchi che riproduce in miniatura le mura immacolate delle piccole case, racchiuse in edifici discreti, senza disturbare il paesaggio.

I taxi corrono quasi invisibili tra i viali, si allontanano verso l'orizzonte sgombro, prima di sparire tra le onde delle dune e le pale dei mulini a vento.

Sapevo che mi avrebbe portato in un posto *bello*. Dico *bello* perché è la parola più semplice che mi viene in mente per descrivere un'Atlantide ritrovata, un pianeta riprodotto nel cristallo, lasciato vivere in bottiglia, lontano dal tempo e da qualsiasi altro spazio, che subito mi affretto a disegnare sul mio piccolo album. È un posto dove gli ulivi riposano al sole, segnando le ore con le ombre dei rami. Un posto che sa di terra e arbusti e api. Al centro dell'isola già si sente il sapore del sale, l'eco lontana delle onde distese, che trasmettono la loro forza vibrando profonde attraverso il terreno.

Con una mano tengo il cappello di paglia, mentre lo bacio alzandomi sulle punte dei piedi e lo scirocco mi alza la gonna.

Traballiamo su un pullman con il parafango arrugginito e la vernice di terra bruciata, guardando dal finestrino la natura fissa e densa che resta immobile mentre noi procediamo a scossoni sulle strade dissestate. Attraversiamo la campagna e paesini ocra con i tetti piatti, ricoperti di antenne televisive, di satelliti dilatati in smisurate orecchie di plastica. Sembra di sentire il vociare metallico di una radio arrivare alle sedie accomodate fuori dalle case, a volte vuote a volte piene di chiacchiere quiete, che accarezzano le schiene ai gatti.

L'autista ci fa scendere ai margini di un piccolo villaggio disteso su larghi viali che si spianano verso la spiaggia. Poi riparte annebbiandoci con la polvere degli pneumatici che roteano sulla strada pestata dal sole.

Sfarfallando le palpebre accecate fotografo con gli occhi il panorama in lastre molli d'argento e salsedine, su cui si imprimono le orme senza ombre della canicola. Sembra chiederci un'offerta, per lasciarci passare.

È il sudore che versiamo, come una tassa alla fertilità, irrigando questa terra senza pioggia, mentre passiamo tra le case. Un bambino in bicicletta disegna una serpentina sull'asfalto e frena in fondo alla via. Poi riparte, alzandosi sulla sella, mentre sfila davanti a noi, guardandoci con gli occhi spalancati, come se fossimo le prime persone che gli capita di vedere. Non c'è altra traccia di vita. Solo tende che calano lunghe sulle porte, tutte affacciate sulla strada, immobili come comari in ascolto e puttane in attesa. Solo rampicanti, piante grasse e lucertole. Solo un aroma di fiori secchi e resina che si sprigiona allo spezzarsi di un ramo.

Le maniglie dei bagagli ci si attaccano alle mani, gli occhi a poco a poco scendono abbattuti dalla fatica a fissare le punte delle scarpe. I vestiti aderiscono alla pelle come la lingua al palato asciutto. Risparmiamo le parole per tenerle al fresco, nel buio della bocca chiusa.

Lui la apre solo alla fine, quando si ferma davanti a una piccola casa bianca con la porta rossa e mi dice che siamo arrivati.

Siamo a tre gradini dal mare.

***

Un respiro mi inonda di aria vivida, travolto da una marea di luce. L'acqua fresca pulisce i miei contorni nudi, solidificandoli come cera al primo contatto con l'acqua, definendoli di nuovo, a poco a poco, mentre affondo i piedi nella sabbia e mi immergo nel mare.

Mi muovo senza peso, senza poter toccare il fondo, inventando capriole sommerse per dare la caccia alle conchiglie, stanandole da sotto la sabbia. Ne raccolgo un secchiello, che corro a mostrargli.

Ho catturato una stella marina. La avvicino al volto, come un fermaglio.

«Che dici, mi dona?»

Poi la restituisco al suo mondo di profondità, salutando le sue cinque dita aperte con la mano, mentre torno al mio, fatto di superfici.

Ma non c'è superficie che basti a coprirmi. Né il sole, né l'acqua, né l'angolo spugnoso di un asciugamano. Mi scoprirò allora, allargherò le gambe limpide e aprirò la bocca salata, mentre vengo a prendermi il suo pesce di carne.

***

«Prendi questa zattera, per esempio».

È una scialuppa, un esilio, una foresta ridotta a listelli, una costruzione sperduta, un letto lontano per naufraghi e amanti.

«Prendi questa stoffa». È inutile. Non c'è niente da nascondere. E prendi anche quel costume che ho lanciato nell'acqua, se vuoi. Cerca di acchiapparlo adesso, mentre nuota verso gli scogli come una medusa di tela a quadretti. Ti sfuggirà, come è sfuggito al mio corpo.

«Prendi i nostri piedi» uno per volta e poi insieme. Sono pinne, motori non inquinanti, mani deformi, o sono sempre solo piedi? Servono per muoverci e muovere, servono per restare sotto il giorno che pulsa i suoi raggi, in mezzo al mare e a tutte le vie che possiamo percorrere. Servono per inventare la voce di un corpo che balla. Traballa, ondeggia sinuoso su questa zattera e su un letto scoperto. «Prendimi per i fianchi», mentre danzando circumnavigo il tuo capo.

Adesso prendiamo le nostre mani, prendiamole unite attorno al tuo cazzo. La tua cappella che spunta tra le dita intrecciate sembra un cuore che batte. E la mia vulva è una conchiglia, la mia vagina è una fabbrica di perle, dove sbattendo la carne si creano gioielli.

«E poi prendi me. Per esempio». «Prendimi adesso», ti dico, su questa zattera, dove non posso scappare. Dove posso essere alla luce del sole solo me stessa. In tutti i significati che riusciamo a darmi.

***

Lui mi agguanta infine, dopo avermi rincorsa per tutta la spiaggia, sui gradini e nel piccolo giardino di prato e ulivi, franando sulla porta di legno scuro, placcandomi da dietro mentre ricado sul letto. Stremata.

Lo so che ha fatto apposta a non raggiungermi prima, con quelle gambe da cavalletta che ha. Ha fatto apposta a catturarmi qui, dove sono sconfitta già da me stessa. Vinta dall'eccitazione che batte insistente il suo ritmo, sparandolo a un volume inaudito dal centro di ogni cellula.

Respiro forte, con le ginocchia e le mani affossate nel materasso, con la testa bassa e i capelli rovesciati che gocciolano sul lenzuolo. Mi dà un bacio, e torcendomi ricado sul dorso. La mia pancia vibra lenta ed esposta, la mia fica è due palmi di lingua.

Adesso che mi ha catturata Lui rincorre il mio piacere, mentre sfreccia a gonfiarmi la carne di tuoni e saette. Prima che Lui possa accorgersene, gli è già esploso sulla punta del naso.

***

Spulciando la sua rete, un pescatore ci racconta che fino a una decina di anni fa questa era una spiaggia scambista, che dietro alle dune si consumavano orge e che in mare lo sperma nuotava assieme ai pesci. R come Ricordo la sera fatale che siamo stati in quel club. Ora qui ci si limita a stare nudi, con batacchi che rintoccano tra le gambe e i segreti umidi che scintillano all'aria, incuranti e spontanei, sicuri di passare inosservati sotto gli occhi di chi è fatto allo stesso modo, vale a dire tutti, sapendo al contempo di poter vantare un particolare – un neo, il colore dei peli, labbra che fuggono pettegole, un millimetro in più, un millimetro in meno – che ci contraddistingue.

Immagino come dovesse essere una volta, ai bei tempi.

Rivedo l'acqua limpida che protegge il fondale bianco, striato di rosa. I gemiti si confondono con le onde, i denti che affondano nella polpa della frutta con i passi tra gli arbusti. Gli occhi ondeggiano, su e giù, seguendo come boe i movimenti di un amplesso. I semi neri dell'anguria sputati dalla bocca si confondono con gli schizzi di latte maschile che arrivano a segnare la sabbia.

Immagino sessi misti e mischiati che sfregano veloci e scintillano focosi come selci, dita tese che affondano fino a toccare l'umido nella sabbia, una sabbia secca e sottile che copre i corpi e poi li scopre, di nuovo nudi e confusi nei loro impegni, ricadendo ai lati.

Immagino noi due, dieci anni fa, in un tempo

che insieme non è mai esistito, mentre ci saziamo dell'isola e dei corpi. E capisco che quella dimensione di libertà per noi è adesso.

L'aria salata mi brucia la gola. Ho bisogno di bere qualcosa da Lui. Dai suoi occhi, liquidi delle stesse voglie che fanno bagnare me, come era già successo, quanto tempo fa?

Immagino ammucchiate su baldacchini di alghe scure e lucide, sull'orlo del mare zaffiro. E un mare di carne che insieme si alza e senza chiedere mi invade, riempiendo ogni cunicolo, ogni tana, ogni orifizio fino ai polmoni, con il suo montare onde incessanti. E poi tentacoli, tentacoli che si aggrappano e succhiano e mi trascinano in orgasmi abissali, allargando tra mille gambe una bocca. Una bocca vorace, che sommersa serve per respirare.

In un orecchio gli racconto che immagino di scopare con lui e un'altra donna e che dal ventre levigato di lei spunti magnifico un enorme cazzo d'avorio, liscio e duro come una zanna.

Immagino la vita come un cibo di cui approfittare. Trasgredendo di gusto a quella morigeratezza e a quel «devi pagare», a tutte quelle menzogne che ci hanno iniettato come vaccini alla libertà e all'amore. Tornando bestie, tornando branco, tornando vivi, saltiamo lo steccato e scappiamo dal recinto per andare a scoprire il mondo e il suo scandalo: lo spettacolo di una meraviglia oscena, di ferite pulsanti che stillano lava da una piaga rotta sul fondo del mare. Bisogna grattarla come la crosta di una vecchia ferita. Bisogna togliere il tappo e risucchiare l'oceano, per ammirare il fondale.

***

Da quanti giorni siamo arrivati?

Troppi. Pochi.

La mia pelle è chiara e scura, come un frutto maturo e acerbo da un lato. I seni ancora pallidi, le spalle già scure.

Raccolgo la sabbia a manciate, lasciando scorrere tra le dita il rosa dei coralli e il bianco delle conchiglie. A frammenti. A schegge. A istanti. Che scivolano senza che io possa stringerle di più, per convincerle a restare.

Una coppia di anziani nudi cammina sulla spiaggia, con la natura a penzoloni. Si tengono per mano, si guardano, accecati a turno dal sole. Strizzano gli occhi, sorridono, facendo brillare le rughe come ordigni mai disinnescati. Guardo le schiene e le natiche mature allontanarsi, e penso che il tempo dovrebbe essere più perverso. Inverso. Invertito. Invece di divertirsi alle nostre spalle. Dovrebbe scorrere al contrario e recapitare l'amore a corpi avvizziti, scherniti nell'aspetto e scarni dei fronzoli della giovinezza, per vedere se le sue ginocchia reggono, se le sue anche non si sfondano e i suoi femori non si spezzano alla prima caduta. Dovrebbe metterci subito davanti a una verità agghiacciante, fatta di dentiere in barattolo e treppiedi e tutori e pannolini per l'incontinenza. Dovrebbe metterci in un letto d'ospedale per vedere se sull'orlo della morte il nostro ultimo desiderio, in fondo agli occhi traslucidi di polvere, è ancora scoparci il cuore.

Il tempo dovrebbe mettere l'amore alla prova

con la vecchiaia, la passione e la felicità con l'indigenza, e collaudare la sua fibra tirandola per le rughe, per saggiarne l'essenza. È forte. Coriacea.

Allora noi ci abbracceremo stretti tra i rami secchi, con il cotone in testa, sotto la coperta a fiori, con lo sperma alla bocca. A lasciarci sbocciare la giovinezza davanti.

I corpi dei due anziani sono ormai lontani. Li vedo coprirsi di sabbia, piccoli e incerti come bambini in mezzo al deserto, e penso che per noi, i bei tempi andati devono ancora venire.

***

Questo letto è come la zattera su cui oscillavamo l'altro giorno. È sperduto, come un segreto in cui ritrovare se stessi. È nascosto, come un sottocoperta dove anche i pirati si struccano dallo zolfo e sorridono con il cuore pulito.

Il mio è talmente limpido e sgombro adesso, che attraverso potrebbe nuotarci di tutto.

C'è spazio per un intero sistema solare.

***

Lui è il mio specchio. Il mio sole di luna che schiarisce la notte, rimbalzando sull'acqua. La mia rincorsa alla simmetria, nel buio di una spiaggia informe.

Si accarezza il cazzo lentamente, mentre ci guardiamo l'uno di fronte all'altra, distanti e profondi, le gambe larghe e intrecciate per i piedi, gli occhi che si perdono nelle nebulose.

Le mie dita si agitano e la sua mano scorre come una luce rapida, come un giorno veloce che riproduce sempre lo stesso corso, assaporando la differenza delle più piccole variazioni.

Variazioni di piacere che scorrono nei miei nervi come una corrente alternata, illuminando e contraendo il mio corpo in angoli diversi, segnando le ore, inoltrando luce e buio alla giornata.

Variazioni di stelle elettriche che si accendono di colpo a festeggiare quando Lui arriva finalmente dentro, e mi sento contemporaneamente anche nel suo corpo, come se in fondo io fossi Lui. Stelle elettriche che insieme spingiamo con un moto perpetuo dei nostri bacini a vorticare le orbite, a disegnare nuove costellazioni, a lanciare asteroidi e comete. Mi risalgono dal ventre lungo la spina dorsale, espandendo la scia, congiungendo i pianeti – la pelle, il cuore, lo stomaco, il cervello, le ossa, i piedi, i capelli, il sesso – all'interno del corpo, in un'eclissi totale.

Di luce.

L'ora rintocca l'orgasmo. Sincronico. Spiazzante. Simultaneo.

Universale.

***

Le vele si stagliano bianche al centro del mare. Sembrano fogli di carta incollati su un dipinto là in fondo. C'è silenzio intorno. Un silenzio senza cani né passi né bici né motori, come se qualcuno avesse rubato i suoni dalla terra. Come se io e Lui fossimo gli ultimi esseri viventi sopravvissuti a una catastrofe nucleare. Il cielo strilla il turchese di una foto sovietica dalle tinte alterate – troppo vivaci, troppo truccate – e le ombre si dispongono atomiche sulle pareti, fuori dalla porta, come sagome di una vita estinta, lasciata al ricordo dei contorni sui muri. Non c'è nessuno per strada. Neanche le palme frusciano, neanche un'onda si muove. Ho quasi paura di essere condannata a restare.

Finalmente le voci di due bambini che corrono sulla spiaggia mi salvano dai miei pensieri di tragedie annunciate, facendoli ritirare leggeri in un respiro.

Non c'è nulla nel mio corpo o nella mia mente o nel mio cuore che sia rimasto intatto.

Sembrano più grandi, come se si stessero espandendo, per accogliere e raccogliere sensazioni sempre più larghe, più estese, più forti. Ogni singolo poro è un orifizio sensibile, un ombelico da cui nutrirmi di vita.

I miei capelli sono di un rosso fecondo che fiammeggia sotto i raggi del sole.

I miei occhi sono bianchi, sono cotone da ricamare.

E la mia pelle imbrunita dal sole è un frutto caramellato da cogliere e addentare.

***

Usando un coltellino, Lui incide la pesca con un taglio circolare, che ricalca la forma del frutto con precisione chirurgica. Poi la spacca a metà, forzando la polpa a staccarsi, girando sul nocciolo. Una fetta spessa mi arriva davanti alla bocca, mentre guardo il mare stemperarsi di rosso.

Qualche granello di sabbia si è appiccicato alla polpa e lo sento stridere tra i denti al primo morso. Per poco non mi va di traverso quando Lui dice: «Se noi ci lasciassimo, di chi ti innamoreresti?»

Incrocio le gambe distese, scrollando il sale dal corpo. Deglutisco il boccone fruttato, amaro e duro come una mandorla al cianuro.

La sabbia mi graffia la lingua, mischiandosi alla saliva come un virus che sa di estinzione. Di fuoco spento. Di fossili da accarezzare con lo sguardo, disposti in una bacheca trasparente, che quasi sembra di poterli toccare.

«Vorrei pensare che fossi morto».

Immagino un altare sepolto. Un tavolo apparecchiato per due, un piatto che a poco a poco si svuota, mentre l'altro si raffredda rigido. Un cuscino da abbracciare nella notte. Vedova.

«Forse cercherei la compagnia di una donna, di una donna come me, per masturbarmi con lei nei giorni di pioggia, dedicandoti il nostro gemito, quasi un lamento. Lei mi aiuterebbe a non dimenticare. Lei potrebbe capire perché. Ti amo».

***

Cosa siamo, io e te, insieme?

È quasi sera. Seduta al piccolo tavolo che c'è tra gli ulivi, davanti al piccolo appartamento, disegno, facendo tintinnare a ogni movimento del polso la fila argentea dei bracciali. Nel piccolo album c'è una figura grande, di due corpi congiunti per il centro. Compenetrati, che affondano l'uno nell'altro, in un innesto gentile e violento, fino a trasformarsi in un ibrido. Quella che li tiene insieme è un'energia potente, che trasforma d'incanto il due in uno, in una forma più semplice di felicità. Ne ricalco i contorni alternando i tratti in un balletto soave e cruento, disegnando creature che sfidano le resistenze della pelle e delle corazze, pur di arrivare un po' più dentro, inventando un nuovo cuore, più grande, dove possano stare ancora un po' più vicini, contaminandosi a vicenda di qualcosa di diverso da sé.

Allontano un po' l'album, per guardare meglio il disegno.

Adesso mi sembra di poter capire anche Lui, di sentire quanta dolce destrezza serva per invadere fino al cuore il corpo di un altro essere umano. E quanto coraggio, per fondere due anime in un patto di carne.

***

Il faro si erige come un pungiglione di cemento su una lunga coda di roccia, a ridosso del mare. Solo mentre arriviamo strombettando su un motorino esile, sorvolando la strada lunga e dritta accarezzata dalla sabbia, riusciamo a vederlo per intero, con la sua striscia rossa che sostiene in una stretta di colore la cupola di vetro.

Restiamo. In piedi a guardare il faro diffondere la sua promessa di luce gialla in mare, finché dell'acqua e del cielo non resta che un unico drappo scuro ad avvolgere la terra.

Sei tu il mio faro, il raggio che sempre rincorro. Sono io il veliero che da sempre vuoi attirare. Nella tua rete.

Così, abbracciati dal buio e dalla ninnananna delle cicale, anche noi, come le navi, ci sentiamo un po' più al sicuro, con i sogni rimboccati dalla speranza e un orizzonte infinito da navigare.
Ma non abbiamo voglia di dormire. Abbiamo fame.

Come l'altra notte, quando con le bocche piene non potevamo dire che stavamo godendo, venendo, urlando, mentre il corpo eiaculava endorfine.

Il faro oscilla il suo occhio da ciclope, scrutando imperterrito ogni spicchio di mare nella sua odissea personale.

Cosa stavi cercando, quando hai trovato me? Nessuno? O forse era la vita che lanciava il suo richiamo, cercando te?
Allora è successo. L'incontro.
Allora è iniziata la genesi di un mondo nuovo, trasformando due scogli in un'isola felice. Disponendo i miei organi all'unione con la matrice.

***

Siamo in una cittadella arroccata sullo strapiombo, circondata di spesse mura da cui un tempo sputavano i cannoni, una cittadella dove la chiesa celebrava solo matrimoni e i morti si gettavano a mare assieme alle spade.

Non sono sicura di ricordare tutto. Aiutami a ricostruire la memoria che ho confuso con il presente. Ieri notte era troppo indaffarato per potersi registrare.

Lanterne, luminarie e fiaccole, strade di ciottoli, vicoli stretti in cui assaggiare i respiri.

Mangiamo da un cartoccio, spiluccando carne e pane con le dita unte da leccare come forconi d'argento. Scendiamo verso il porto e ci infiliamo in una locanda nascosta in una cantina, con l'insegna che cigola sulla strada, all'inizio delle scale. È il tempo tenuto dai piedi che la fa cigolare, aggiungendo note acute alle chitarre e ai tamburelli.

Una donna che sembra un uomo e ha in testa un turbante di piume rosate ci invita ad entrare. «Venite», ci dice con una mano mentre ancheggia, venite in questo girone dove sembra che tutta la varietà del mondo si sia voluta incontrare.

Mi ricordo che ballando con tutti e due i suoi sessi le ho scoperto il seno mentre gli sentivo indurirsi il cazzo. Sono rimasta così stregata dal suo fascino ermafrodita che credo di aver guardato a lungo il suo corpo, mentre si muoveva con quei gesti ampi, cercando di capire esattamente dove fosse il punto in cui la natura aveva già unito gli opposti.

C'è odore di tabacco e arancio e cannella e rum, qui dentro. Esce a boccate fumose e bagnate da corpi abbandonati su montagne di cuscini molli, mentre alcuni parlano e gridano e cantano tenendo le sigarette tra i denti, lastricando il pavimento legnoso di bruciature e mozziconi, che altri subito scalciano a passi di danza.

Battiti di mani, schiocchi tra le dita, stridere di sedie trascinate a colpi di lombi. Vibrare di palmi su pelli tese, vibrare di fiati soffiati, vibrare di corde vocali sciolte in gola.

È un ritmo folle che si strimpella e si agita nel petto, da sotto la pelle, scavalcando i pensieri. È un turbinio di colori, sorrisi, musica e sudore, e ancora sorrisi, ancora gambe che si muovono, instancabili, ancora corpi che si fanno muovere, fluidi, puri, leggeri.

Il ritmo ci ha travolti, ci ha rapiti a viaggiare sul suo carrozzone. Eravamo solo corpi vivi e la musica ci ha messo l'anima, facendoci contorcere l'uno addosso all'altra come carta mangiata dal fuoco. Un fuoco che veniva da dentro, facendo accorrere davanti alla meraviglia dell'incendio una folla di curiosi che lo incitavano a bruciare di più tra le mie gambe e sotto la mia gonna dove nascondevo i nostri sessi uniti che si accoppiavano su una sedia.

Le donne ballano con altre donne, tenendosi a braccetto, sollevando le vesti. Le coppie si frugano le pelli con lingue ubriache, finendo a schiacciarsi l'un l'altra addosso ai muri, mentre altri uomini siedono suonando a perdifiato e altri ancora sbirciano tra le gambe di chi balla sul tavolo.

Ci sono salita anch'io, vero? Ho ballato con collane di fiori e braccia al collo, lasciando che il corpo seguisse la musica come una corolla segue il sole.

Il lampadario mi fa da cappello, solleticandomi la fronte con le frange, bruciandomi un poco i capelli con la lampadina, mentre rido scintille e faccio le giravolte. Il corpo si piega, si dimena slegando sinuoso tutti i miei nodi, succhiando energia dai piedi, che poi innaffio quando il sudore scende lungo le cosce assieme al tuo sperma. Le mani che vengono da sotto continuano a passarmi bottiglie a cui mi aggrappo, sporcandomi il vestito bianco di vino, che mi cola sul seno appuntito dagli angoli della bocca. Ebbra. Etilica. Poi un'altra donna sale sul tavolo, e un'altra ancora arriva a ricomporre le tre Grazie in un quadro profano, un quadro che si muove tra i colori oleosi delle vesti e delle pelli, intrecciando le lingue e le gambe e le mani, finché in preda al delirio saffico di amare noi stesse non ci rovesciamo confuse sul legno, annodando le chiome e allargando le lame, per accogliere il piacere che gli sfregamenti regalano alle ninfe.

Poi sono tornata lì in basso, lì, in mezzo alla pancia del serpente, tra tutte le sue prede intere, perché un incantesimo mi chiamava dalle viscere a confondermi con vapori lontani. Forse per trovarmi – diversa, duttile, dolce – e lasciarmi trasformare in arcobaleno, convertendo le scorie in energia pulita.

Posseduta, forsennata, ballo con la testa persa e i piedi nudi, tirata dalle mani e circondata da altri corpi, mentre vengo in un'orgia di sudori danzanti, godendo tutta insieme come un'orchestra.

E quando non avrei più dovuto muovermi, con le gambe ubriache di acido lattico, il ritmo indemoniato mi riforniva generosamente di zuccherini, lanciandoli a zampilli, infondendoli sciolti, iniettandoli con scosse di armonie sferraglianti che mi muovevano, diffondendosi dal ventre.

Sono una molla di carne. Salto da un abbraccio a un altro, di bocca in bocca, e non c'è che un guizzo tra il mio desiderio o un pensiero e il mio corpo che fa, si fa, fotte, in una danza di muscoli loquaci, di piroette in punta di lingua, di passi sospirati che si slanciano in un grido, quando di nuovo ritrovo Lui, in mezzo alla folla. In mezzo al delirio.

Ogni mia cellula ti appartiene e ti apparteneva anche allora, quando concedevo baci e carezze a tutti, perché ero libera, con te. Non possiamo appartenere a nessuno, se non a chi ci lascia liberi.

E seduto a cavalcioni di una sedia, Lui adesso mi guarda fare l'amore – l'amore come lo farei con Lui – con un appendiabiti spoglio, mentre mi aggrappo alla sua asta di legno, ed eccitata sgambetto, mi mostro, lo affamo dischiudendo le vesti strappate, dilatando le voglie, smaniose di arrivare sazie alla fine della notte. Mi guarda allargare le gambe, poi piegarle, poi affondare le dita nei seni, poi offrirgli il bacino e il suo movimento spudorato e tremante, poi offrirgli sempre più vicina la carne, il midollo e il sangue che si fondono, mentre ballo una sinfonia di fantasie che mi possiede e mi libera. Mentre mi sento la sua sporca, calda, dolce troia.

Ma non era solo quello, non era solo la mia dichiarazione d'amore per te. Ero un simbolo, una musa, una rivelazione. Ero una ballerina che volteggiava attorno alla sua spina dorsale, ero il piacere che danzava attorno ai suoi organi, trascinandoli nel suo ritmo illogico e folle, risucchiandoli nella gioia del suo vortice. In un godere primitivo, puro e osceno, che si aggrappava ben saldo al nostro amore come a un palo d'acciaio, per librarsi e liberarsi in una fantasia da fare. Allora ho addentato il nocciolo che non riuscivo a spolpare. Allora ho capito quale delle mie regole devo violare. Con te che amo, la mia trasgressione sarà scopare solo per piacere. Solo per piacere banchetterò con la tua carne e mi ubriacherò di sborra e sudore, liquidi gialli sormontati di schiuma bianca da tranguggiare a boccali. Solo per piacere dimenticherò l'amore.

Noi non abbiamo bisogno di pensare all'amore, né di cercarlo tra le pieghe o nei mari. È qualcosa che facciamo sempre, perché è qualcosa che abbiamo già.

Non abbiamo bisogno di niente, quando abbiamo noi stessi.

***

«Questa mattina» mi sono detta, «il mondo potrebbe anche finire».

E allora una fame, una fame delirante, smaniosa di vivere, mi ha posseduta e mi ha fatto aprire i pugni, le narici per aspirare di nuovo il vento, e il petto per tenerlo dentro, e mi fatto aprire la bocca e le gambe per ingozzarmi meglio.

E ora la punta del suo cazzo che mi penetra e poi si allontana è il boccone che mi apre lo stomaco. Allora non è più fame, ma febbre, una febbre violenta, che mi fa avvinghiare a Lui, digrignare i denti e incitare insulti. Cavalcandolo farnetico, mi dimeno, grido parole sconnesse, brandelli di voglie pazze. A ogni affondo la voglia si estingue e subito rinasce, i limiti si carbonizzano e si attizzano di nuovo ad ardere poco più in là, obbligandomi a bruciare, finché non mi scotta la pelle e non mi sporco felice con le mie ceneri. Finché non c'è più un dentro o un fuori nel mio corpo né un senso di marcia, ma solo un'energia calda che si espande e fonde il mio sesso – la mia vagina, il mio ano e il mio clitoride – in un unico organo, in un cuore magnetizzato di delizie ancestrali che all'improvviso viene, più volte di seguito.

Senza mai smettere di battere, il cuore mi guida in un posto più scuro, dove il cervello non lo segue più e il sesso lo anticipa, spalancando tutte le sue fauci audaci per cibarsi d'allucinazioni, endorfine, contrazioni. Tachicardia.

Il cuore batte, prendendo il ritmo del pulsare profondo della vita. È lo stesso di un coro di percussioni che mi risuona dentro, in profondità, lontano e leggero come un fumo che poi si addensa e forma una folla di volti in processione lenta, che arriva fino a noi che facciamo l'amore. Siamo il mucchio di carni da cui si alza l'incendio, siamo il centro dell'isola dove le genti accorrono.

Ci sono tutti. Ci sono tutte le persone che ho amato, tutti i corpi che ho vissuto, tutte le coscienze che ho avuto. Ci sono tutte le reti e le trappole e i letti e le ghirlande, c'è il Dottore e ci sono i fantasmi, ci sono sirene e arpie, vecchi e bambini, burattini e animali impagliati. C'è Eva che è tutte le donne e c'è persino una vecchia copia di noi due, fuori dal cerchio, a vorticare e ad avvolgerci di ricordi persi, mentre ci buttiamo l'uno nell'altra. E mentre Lui batte, batte con il cazzo i suoi colpi al centro della pelle tesa del tamburo, io danzo, danzo seguendo le fiamme al centro del fuoco, unendomi a loro, affondandoci dentro, fremendo scintille, schiantando la carne, folgorando un ruggito. Una risata. Due.

Bis.

***

Di me non resta che un essere semplificato ai suoi istinti. Sono una donna-macchina decostruita e riassemblata per soddisfare al meglio poche, basilari, funzioni. Mangiare, bere, dormire. Purificarmi. Accoppiarmi.

Respirare.

***

Inizia piano. Un fluttuare lento che nasce al largo del mare, nelle viscere abissali della carne, sotto la superficie ancora piatta e setosa della pelle. Velocemente s'increspa di vento e di correnti calde, che montano da sotto smuovendomi il fondale in cerchi veloci e risalgono dal sesso a gorgogliarmi in gola.

All'improvviso – molto prima di quanto lo aspettassi, molto più veloce e rapace di quanto immaginassi – l'orgasmo emerge gocciolando altra acqua sull'acqua. Un'onda immensa mi avvolge e mi travolge, prendendomi alle spalle in un abbraccio violento e senza scampo, sospinta da Lui, gonfiata da dentro. Mi tiene a cavalcare sulla sua cresta, mentre sale e scende, diffondendo un'eco liquida che risuona limpido nel mio corpo e si propaga in contrazioni concentriche sul mio volto. Espressioni ondivaghe e oniriche si modulano molli e mobili tra lo stupore e il godimento, sublimando l'attrazione tra gli opposti, il vuoto e il pieno, le altezze e le profondità da cui nascono vortici e vertigini.

L'onda mi trascina a lungo senza mai morire, senza che io possa mai vedere un limite oltre l'orizzonte che si dilata e mi dilata a dismisura, sfidandomi in una corsa che non sembra avere fine, fino allo stremo delle forze.

E prepotente come era emersa, l'onda di questo orgasmo eterno si infrange ed esplode di nuovo con un colpo sordo sullo scoglio duro di Lui, e con un fragore che scuote la terra grido, quando finalmente mi schianto in mille gocce brillanti, che mi congiungono di nuovo al profondo del mare.

Mi è sembrato di afferrare la vita intera, senza doverla neanche toccare con le mani.

***

Mi addormento così bene con Lui. La sua pelle è rassicurante, una protezione calda e calma che mi fa sentire a casa. Il sonno mi rapisce, mi prende e mi chiude le palpebre con la stessa forza con cui Lui mi apre le gambe. Cado nel torpore. La mia bocca si dischiude lasciando che il respiro vada a confondersi con i venti, e un tepore ipnotico mi pervade, drogandomi di sogni e fantasie allucinate. Mi risveglio sempre di colpo, come se non avessi scelto io di dormire e il sonno mi avesse teso un agguato, sottraendomi al tempo, legando al letto il mio corpo con la densità di una droga. I sogni mi trattengono e mi attirano nell'incoscienza afferrandomi le caviglie, circondandomi di mani come anime perdute, come non sono mai riuscita a fare.

Ho sognato di nuovo che stavamo facendo l'amore, come se in realtà non avessimo mai smesso, ma solo continuato a sorgere e a calare, dalla notte al giorno, dal giorno alla notte. Nel sogno eravamo corpi scivolosi e infiniti e io lo attiravo nel mio buco, nero di un'energia densa. Usava il mio vibratore lilla, che tenevo nella fica assieme al suo cazzo perché quella sottile membrana che divide la mia vagina dal mio ano non esisteva. E così io mi lasciavo correre tra due piaceri diversi, che mi hanno portata alla stessa destinazione, a dimenarmi in una dimensione irreale. Uguale alla verità. L'uomo e la macchina. Il dentro e il fuori.

Una donna mi torturava i capezzoli, strizzandoli come stracci bagnati da cui estrarre un miele dal retrogusto amaro, ma sapevo che quella donna era sempre Lui, che si trasformava, a cavallo dei sessi e dentro il mio. Aprivo gli occhi e lo vedevo fottermi, li chiudevo e il mio corpo sciolto cambiava posizione, per svendersi senza ritegno alla bocca della Lui femmina, che mi succhiava il clitoride come per estrarre il veleno dal morso di un serpente.

Mi sono svegliata che gli ero già sopra, a fare l'amore con le bocche e i pensieri impastati di sogno.

L'abbiamo fatto lento e dolce, a ritmo con i gridi dei gabbiani, finché anche l'ultima nuvola non si è dissolta nel cielo, piovendo la sua acqua attraverso i nostri corpi.

***

L'ultimo sguardo alle case bianche. L'ultima sabbia che si nasconde tra le dita dei piedi. L'ultimo bagno salato nel mare.

Ricaccio indietro l'amaro di questo ultimo boccone, assieme ai vestiti nelle valigie, sentendo alzarsi malinconico il canto di una banda di rospi.

***

V come Volare su ematomi di terra e mare. Su campi depilati dal sole, su cicatrici montuose e sentieri di lacrime, su croste di terra ed effluvi ed emorragie azzurre.

Abbiamo lasciato l'isola. Ormai sembra così lontana da non poter neanche dire che esista, mentre il resto della vita sembra tornare a essere stranamente reale.

Penso che devo ancora ringraziare il Dottore, scusarmi e ripagare il mio debito, non solo per la gratitudine che gli devo. Poi scrivo l'indirizzo di casa dei miei genitori, che finalmente è lo stesso, sul retro di una cartolina.

Apro il mio album da disegno, sorpasso l'ultimo fatto, quello per Eva, che raffigura il suo ventre prezioso, prendo un foglio pulito, dove inizio a scrivere: *Gentile Direzione, con la presente*. Ho deciso di chiedere il part time, per dedicarmi di più a quello che amo, a quello che per me è vero, sperando di evitare il trasferimento. E se me lo imporranno, mi licenzierò. Passiamo tanto tempo a fare qualcosa che non ci piace, o a non farlo davvero con piacere.

Attacco il naso all'oblò spesso e graffiato del finestrino, attraversando anche le ultime nuvole che si dissolvono, sospese a mezz'aria come pensieri interrotti. Nuvole da attraversare puntando la testa. Nuvole da correrci in mezzo, sorseggiando cielo.

All'improvviso scompaiono, lasciandomi vedere che tutto – la terra e il mare, io e Lui, i miei organi, il corpo e il piacere, la vita e la morte – di nuovo torna insieme, compatto, come se le lancette si fossero rigirate su se stesse e avessero riunito con un colpo di tempo i frammenti sparsi di un bicchiere, restituendolo intatto – ma più forte, più splendente alla sua forma originaria. Naturale.

«I passeggeri sono pregati di allacciare le cinture di sicurezza. I passeggeri sono pregati di spegnere le apparecchiature elettroniche».

«Il passeggero è pregato di darmi un bacio».

Quando arriviamo in città il cielo preannuncia l'avvicinarsi dell'autunno, intriso d'inchiostro sparso in pozzanghere oleose in cui si specchia la luna arancione, rossa e verde dei semafori, sparse a loro volta su strade umide e scintillanti di nero come se fossero fuse, mentre la gente si è radunata nelle case, approfittando del primo freddo per succhiare zuppe dai cucchiai e stringersi tra braccia di tenerezza.

È così voglio fare anch'io.

Apro la porta e ridacchio: «Neanche questa volta sono venuti i ladri».

La mia casa sa di tana. Di lievito e polvere. Di giorni sbocciati e appassiti nel letto sfatto. Di fiori secchi e fazzoletti dimenticati in un cassetto. Al buio. È restata addormentata per quanto? La sveglio alzando le tapparelle, facendole aprire gli occhi.

Mi spoglio e indosso il kimono, poi mi affaccio un po' alla finestra a guardare le tegole. Sono sempre lì, è sempre la stessa distesa terrosa di squame, a farsi bagnare dalla pioggia e asciugare dal sole. E il mio monolocale non mi sembra più così piccolo, perché conosco la strada per tornare di nuovo sulla mia isola, ogni volta che voglio.

Epilogo

Avere un orgasmo vuol dire A come Amnesie transitorie. C come Crisi da sovraccarico sensoriale. G come Globuli rossi che vengono a truccarmi le guance abbandonando il cervello. P come Perdita di coscienza. R come Respiri rapidi. S come Spasmi simpatici.

Avere un orgasmo vuol dire A come Accogliere la nascita. Il cambiamento. Una piccola morte.

Sorrido sopra di te. Oscillo come una campana che saluta la notte e il mattino, suonando a ogni rintocco. Libera.

Avere un orgasmo è il preludio umido in cui si impasta la reincarnazione.

Sono solo un corpo unito che gode. Sono solo energia che scorre, allineata. Accecante. In un fermo immagine di capelli scossi e sudore e occhi chiusi e all'improvviso è buio, buio pesto ed è in questo preciso istante che qualcosa dentro di me muore, cristallizza un infarto nel tempo, e lo esplode in frantumi che vorticano, collidono, coincidono, si fondono, creando la gioia con un moto ancestrale. Creando una nuova femmina da plasmare. Una nuova disposizione di organi da arpeggiare.

Avere un orgasmo intenso vuol dire A come Arrendersi. N come Nutrirsi.

La mia vagina boccheggia, allatta e succhia e stilla il nettare della felicità che mi farà crescere. Evolvere. Cambiare.

Avere un orgasmo succede.

Adesso, adesso, quando la sorpresa schizza di scatto. Adesso, adesso, quando la meraviglia mi allarga la bocca. Adesso, quando all'improvviso mi innamoro di tutto e grido.

Avere un orgasmo è il primo respiro di vita.

Indice

p. 7 Prologo

11 Diagnosi

73 Cura

163 Guarigione

235 Epilogo

This book is printed by the sun

The first carbon-free
printing company in the world

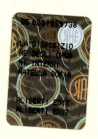

Questa parte di albero
è diventata libro
sotto i moderni torchi
di Grafica Veneta, Trebaseleghe (PD)
nel mese di luglio 2011.
Possa un giorno
dopo aver compiuto il suo ciclo
presso gli uomini desiderosi di conoscenza
ritornare alla terra
e diventare nuovo albero.